徐书

屡用屡效方

徐书 著

中国中医药出版社

·北京·

图书在版编目（CIP）数据

徐书屡用屡效方 / 徐书著 . —北京：中国中医药出版社，2019.1（2024.7 重印）
ISBN 978-7-5132-5297-3

Ⅰ. ①徐⋯ Ⅱ. ①徐⋯ Ⅲ. ①验方—汇编 Ⅳ. ① R289.5

中国版本图书馆 CIP 数据核字（2018）第 242920 号

中国中医药出版社出版

北京经济技术开发区科创十三街31号院二区8号楼
邮政编码 100176
传真 010-64405721
廊坊市祥丰印刷有限公司印刷
各地新华书店经销

开本 710×1000 1/16 印张 11 字数 126 千字
2019 年 1 月第 1 版 2024 年 7 月第 3 次印刷
书号 ISBN 978 - 7 - 5132 - 5297 - 3

定价 48.00 元
网址 www.cptcm.com

服务热线 010-64405510
购书热线 010-89535836
维权打假 010-64405753

微信服务号 zgzyycbs
微商城网址 https://kdt.im/LIdUGr
官方微博 http://e.weibo.com/cptcm
天猫旗舰店网址 https://zgzyycbs.tmall.com

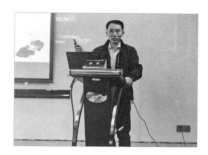

个人简介

　　徐书，男，江苏无锡人，主任中医师。北京中医药大学临床特聘临床专家，世界中医药联合会肿瘤外治法专业委员会副会长，中华中医药学会肿瘤创新联盟常务理事，发表论文十余篇，参与指导国家级课题一项，并著有中医专著《杏林碎金录》《徐书专病特效方》。

　　徐书毕业于北京中医学院（现北京中医药大学），业医三十余载，勤求博采，寻访名师，先后师从国医大师朱良春先生，国医大师李士懋先生，河北名老中医田淑霄老师，苏北家传三代中医外科名家陈瑞山先生，河北中医外科名家林为雄先生等，得其真传，为当今新孟河医派代表人物。徐书主任平日勤研经典，博涉诸家，提出了"以脉诊为中心，以经方为龙头，时方为龙尾，专病专药画龙点睛"的学术思想，尤擅以经方治疗各类疑难病证，疗效显著，诊日求医问药者，户限欲穿。

内容简介

　　本书介绍了徐书教授临床经常应用并验之效确的 50 种专病专方。每一节分别从"组成""方解""临证心悟""验案集粹"四方面对该方进行论述。其中，"组成""方解"介绍了该方的药物组成、方药解析、适用病证及常用加减法。"临证心悟"介绍了作者对该病的心得体悟，突出了治疗思路及辨证要点。"验案集粹"是作者行医多年来运用辨证论治取效的一些典型案例，供读者参考。

　　诸方或为作者研读医籍所得，或为临证所悟，皆在继承先贤经验的基础之上，有所发挥，切合所治病证的基本病机。全书理、法、方、药一线贯穿，临床验之效确，为作者三十余年临证之精华。如作者认为过敏性紫癜为离经之瘀血所致，故以加味承气汤治之；青光眼发病多伴有头痛、恶心呕吐等厥阴虚寒证候，与吴茱萸汤的病机非常相似，故可用加味吴茱萸汤治疗；以"温肾""疏肝""软坚"排石三法治疗泌尿系结石，总结出四逆散合大黄附子细辛汤等，皆具有较高的临床意义及学术价值。该书为难得的中医内科佳作，值得广大中医师生参考借鉴。

余自悬壶以来，所诊病患万千，思之，病虽繁复，一言以蔽之，不外"阴阳表里寒热虚实"八字之间。譬如伤寒六经，虽变化杂芜，然各经病者，均有所主之方。再如《金匮》百

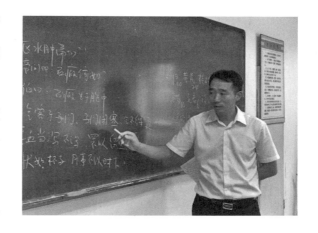

合病，虽有汗、吐、下异治之别，然其机一也，故可以百合地黄汤统之。此即先贤主病主方之论，擒贼擒王之法也。

医非博而不能通，非通而不能精。余临证以来，所遇疑难病证，皆喜寻幽探微，潜心经典，旁涉百家，每至废寝忘食，必推根明旨，以期覆杯之效。

是书名曰"屡用屡效"，其方或余思研经典所悟，或为师传秘典，或为各家心法。其立法，依古训而不落窠臼，辟新方以融会贯通，皆剑指核心病机，临证验之效确。若有心人思推玩味，举一反三，再遇

繁杂之证，即可快刀乱麻，不致手足无措也。

此皆余临证之精粹，今欲付之梨枣，以飨同道，但求弘而广之，以解生民之苦。然是书皆一家之言，兼之仓促而就，不免纰漏舛误，望同道不吝指正。

是为序。

目录

第一节 ▸ 加味桃核承气汤：
笑看"离经之血病"，紫癜神似膀胱癌

加味桃核承气汤系过敏性紫癜特效方。过敏性紫癜其病位在肌肤，常表现为双下肢出血点，余认为此病病机为血不归经，属离经之血的范畴。根据"瘀血不去，新血不生"的原则，以温经化瘀之法可使血液归于常道。可用桃核承气汤泻下祛瘀，此乃化瘀生新之法。

【组成】

桃仁10g，桂枝10g，大黄10g，芒硝5g，甘草6g，益母草30g。

【方解】

桃核承气汤见于《伤寒论·辨太阳病脉证并治》："太阳病不解，热结膀胱，其人如狂，血自下，下者愈。其外不解者，尚未可攻，当先解其外。外解已，但少腹急结者，乃可攻之，宜桃核承气汤。"

按常理，热者应该寒之，不应用热药，桃核承气汤本为下焦瘀热

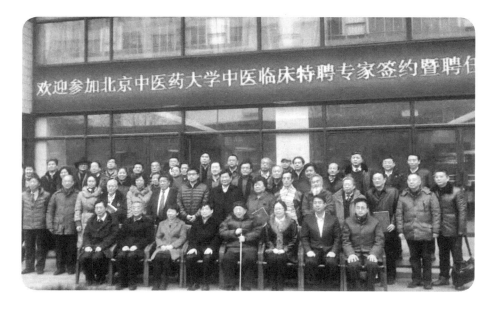

互结证而设，却加桂枝以通行血脉，不亦怪哉？余思之，取桂枝意在开太阳膀胱皮毛，诸如五苓散用桂枝，像自来水的开关龙头一样，无桂枝则开关闭锁。

另外，根据"血者，寒则泣而不行，温则消而去之"的原则，大黄、芒硝药性寒凉，极易造成凝血之患，故用桂枝，寒、温并用，相得益彰。

加味桃核承气汤由桃核承气汤加益母草组成。方中桃仁苦甘平，活血破瘀；大黄苦寒，下瘀泄热。二者合用，瘀热并治，共为君药。芒硝咸苦寒，泄热软坚，助大黄下瘀泄热；桂枝辛甘温，通行血脉，既助桃仁活血祛瘀，又防硝、黄寒凉凝血之弊，共为臣药。益母草善于活血止血，祛瘀消水；炙甘草护胃安中，并缓诸药之峻烈，为佐使药。

【临证心悟】

加味桃核承气汤系过敏性紫癜特效方。过敏性紫癜其病位在肌肤，常表现为双下肢出血点，余认为此病病机为血不归经，属离经之血的范畴。根据"瘀血不去，新血不生"的原则，以温经化瘀之法可使血液归于常道。可用桃核承气汤泻下祛瘀，此乃化瘀生新之法。

足太阳膀胱经有两个实证，即：①蓄血证；②蓄水证。所以，把水与血的关系解决了，这个病就可以彻底治愈。桃核承气汤在《伤寒论》中用于治疗膀胱蓄血证，正因如此所以用其治疗过敏性紫癜切合病机。且过敏性紫癜系外邪侵入体内引起的免疫反应，用下法可促进毒素排出。在临床中，余除以桃核承气汤作为过敏性紫癜的特效方

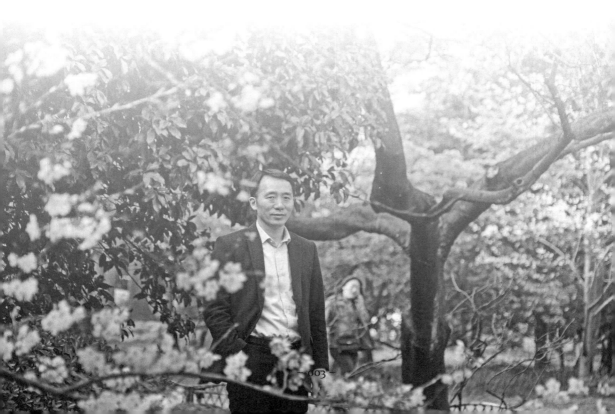

外，还用于治疗精神异常、头皮下血肿、膀胱癌等证属离经之血的疾病，皆有很好的疗效。

【验案集粹】

杨某，男，7岁。2017年1月11日初诊。

现病史：双下肢紫色斑点反复发作1年，在多家医院诊断为"过敏性紫癜"，给予激素治疗，效果不佳。来诊时双下肢皮疹暗红，扁桃体肿大，口干，舌苔白腻，脉细弦。

辨证：瘀血内结。

治法：破血下瘀。

方药：桃核承气汤加味。

桃仁6g，桂枝6g，大黄3g，芒硝1g，甘草6g，益母草10g，蝉衣6g，生姜15g，大枣15g。7剂。

二诊：皮疹大部分消失，舌淡苔薄，脉细，继予上方7剂。

三诊：皮疹完全消失，以桂枝加龙骨牡蛎汤巩固。

第二节 加味止咳散：
咳嗽百变不离风寒二条，四两拨千斤还看加味止咳

> 肺为气之本，司呼吸，宣发与肃降是其生理功能，只有宣发才能肃降。外感内伤皆可导致诸气上逆于肺，则咆哮而咳，故治咳之法当以宣降清润为务。

【组成】

麻黄 5g，杏仁 10g，甘草 6g，白前 10g，前胡 10g，百部 10g，款冬花 10g，枇杷叶 20g，鹿衔草 20g，天浆壳 10g，山海螺 10g。

【方解】

余早年跟随南通市中医院蒋仰山老先生学习时，发现其治咳之法以宣、清、降为主，治疗支气管炎、肺炎皆取得佳效，遂逐步总结出加味止咳散。

肺为气之本，司呼吸，宣发与肃降是其生理功能，只有宣发才能肃降。外感内伤皆可导致诸气上逆于肺，则咆哮而咳，故治咳之法当以宣降清润为务。宣肺首选三拗汤，以麻黄发散风寒，宣肺平喘；杏

仁下气定喘；甘草和中，合用有宣肺止咳，降气平喘的作用。前胡、白前、枇杷叶，其气主降，与麻黄配伍，一宣一降可恢复肺之生理功能。余常重用枇杷叶 20 ～ 30g，降肺止咳，疗效颇佳；鹿衔草不仅善于治咳，而且补肾、温阳，对于急、慢性支气管炎都有佳效，尤适于虚人咳嗽，伴有汗出者。山海螺、天浆壳也是余临证常用的清肺化痰之品，教科书中少有提及，故特记录于此。

【临证心悟】

《医学心悟》云："咳嗽之因，属风寒者，十居其九。"故程钟龄先生总结出止嗽散治诸般咳嗽。余师其意，制加味止咳散，治疗风寒束表之咳嗽有佳效。在临床中余总结加减法如下：风热者，加黄芩 10g，桑叶 10g；内夹寒饮者，加干姜 3g，细辛 5g，五味子 10g；痰热内蕴者，加苏子 10g，白芥子 10g，牛蒡子 10g，葶苈子 10g，车前子 10g；阳虚象明显者，加附子 5g，细辛 5g。

山海螺、天浆壳皆为余用治咳嗽痰喘之常用药，特介绍于下。

天浆壳：味咸，性平。入肺、肾二经。功效清肺化痰，定惊透疹。《饮片新参》言其"软坚，化痰，清肺。治肺风痰喘，定惊"。可治咳嗽痰多，气喘，百日咳，麻疹透发不畅，发热咳嗽等，在慢性咳喘病治疗中只要见咳嗽痰多者，余即加用此药，一般以 6 ～ 10g 为宜。

山海螺：味甘，性平，无毒。功效消肿，解毒，排脓，祛痰，催乳。治肺痈，乳痈，肠痈，肿毒，瘰疬，喉蛾，乳少，白带。对于脓痰较多的咳嗽气喘效果佳，用量为 10 ～ 30g。

咳嗽是临床常见病，诸般咳嗽皆以风寒咳嗽为多，故治咳当突出两个字——"宣"与"降"。其使用技巧：当外感症状明显时，重在

"宣"，"降"为辅；当外感症状不明显时，重在"降"，"宣"为辅。

【验案集粹】

张某，女，32 岁。2015 年 3 月 20 日来诊。

现病史：咳嗽 2 周，曾先后服用中药、西药，无明显效果。刻下咳嗽昼夜无休，痰黄而黏，口干口渴，汗出，舌尖红，苔薄黄，脉浮数。

辨证：风热咳嗽。

治法：宣散风热，清热宣肺。

方药：加味止咳散加黄芩、桑叶、鱼腥草。

麻黄 5g，杏仁 10g，甘草 6g，前胡 10g，款冬花 10g，枇杷叶 20g，鹿衔草 20g，天浆壳 10g，黄芩 10g，桑叶 15g，鱼腥草 15g，生石膏 30g。7 剂。

二诊：药后偶咳，上方去石膏，继服 7 天，巩固治疗。

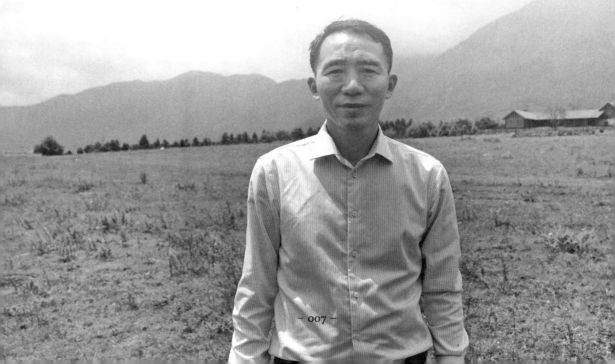

第三节 八味镇咳汤：
百日咳从痉病看，行气活血辅佐法

本病系感受时行疫气之邪，蕴伏肺络，兼夹痰火瘀滞，气逆上冲而致，一般宣肺止咳之品难以取效，其病理特点是小气管的痉挛所致。痉挛之际，气逆不顺往往会导致瘀血、痰浊的产生，所以解痉镇咳是治疗之标，活血降气是治疗之本。余从临床中总结出八味镇咳汤，此方解除小气管痉挛病证甚效。

【组成】

钩藤 6g，全蝎 3g，白芍 10g，甘草 3g，当归 10g，川芎 6g，红花 3g，百部 6g。

【方解】

八味镇咳汤为余治疗"百日咳"所创，近年来用于肺部肿瘤引起的刺激性干咳疗效颇佳。方中首选芍药甘草汤以缓急柔肝，配伍全蝎入络解痉，当归、川芎活血祛瘀理气，钩藤、甘草镇惊，使痰液容易咳出，百部润肺下气止咳。诸药合用，能使血畅气调，肺润咳平。诸药相配，解痉止咳效佳。

【临证心悟】

"百日咳"也称"顿咳"，属于痉挛性咳嗽，初起症状与普通感冒相似，1～2周后症状逐渐加重，以其咳嗽阵作，气逆而发，面红伴呕吐痰涎为主要特征。本病初期，舌苔多薄白，后期舌苔转黄腻，出现痉挛性咳嗽，称之为痉咳期。本病系感受时行疫气之邪，蕴伏肺络，兼夹痰火瘀滞，气逆上冲而致，一般宣肺止咳之品难以取效，其病理特点是小气管的痉挛所致。痉挛之际，气逆不顺往往会导致瘀血、痰浊的产生，所以解痉镇咳是治疗之标，活血降气是治疗之本。余从临床中总结出八味镇咳汤，此方解除小气管痉挛病证甚效。

【验案集粹】

王某，男，6岁。2015年12月6日初诊。

现病史：咳嗽1月余。阵发性咳嗽伴呕吐，夜间加重，曾经在人民医院住院治疗无好转，遂来中医门诊治疗。来诊时，见其精神萎靡，乏力，大便正常，舌质偏红苔黄，脉细弦数，沉取无力。

辨证：肝火犯肺，肺阴亏虚。

治法：清肝泻肺，养阴止咳。

方药：八味镇咳汤加减。

钩藤6g，全蝎1g，甘草3g，当归6g，川芎3g，白芍6g，黄精6g，党参6g，香附4g，百部6g。5剂。

二诊：患儿咳嗽大减，原方继续巩固5剂后痊愈。

第四节 新加葛根汤：
鼻部诸病阳明寻，新加葛根两解法

> 古人治疗鼻炎之方皆有黄芩、生石膏，此法是根据经典"胆热移于脑"之理而成。余师其意，取经方葛根汤。

【组成】

葛根15g，黄芩9g，黄连6g，藿香10g，桔梗10g，白芷10g，苍耳子5g，辛夷10g。

【方解】

古人治疗鼻炎之方皆有黄芩、生石膏，此法是根据经典"胆热移于脑"之理而成。余师其意，取经方葛根汤。此方既能解表又能清里热，其中葛根作为鼻腔引经药，黄芩、黄连可以清邪热，直中病机。另外，《三因方》之苍耳子散中的苍耳子、薄荷、白芷、辛夷四味治疗鼻炎、鼻窦炎效佳；中成药藿胆丸以藿香和猪胆汁治疗鼻窦炎，因猪胆汁用之不便，故将其去掉，以藿香配桔梗、白芷，芳香化湿，托毒排脓，余临床治鼻窦炎以此效方百发百中。

【临证心悟】

余在临床中总结出新加葛根汤治疗鼻窦炎有特效。一般认为，鼻窦炎的发生大多由鼻炎或急性鼻炎治疗不彻底而致。它不同于过敏性鼻炎，其病理机制常因鼻窦化脓，以鼻塞流浊涕、腥臭异常为主要表现，伴有前额疼痛，鼻塞不通等。中医又称"鼻渊"。《素问·气厥论》曰："胆热移于脑，则辛颏鼻渊。鼻渊者，浊涕下不止也。"《医宗金鉴》谓："鼻渊内因胆经之热，移于脑髓，外因风寒，凝郁火邪

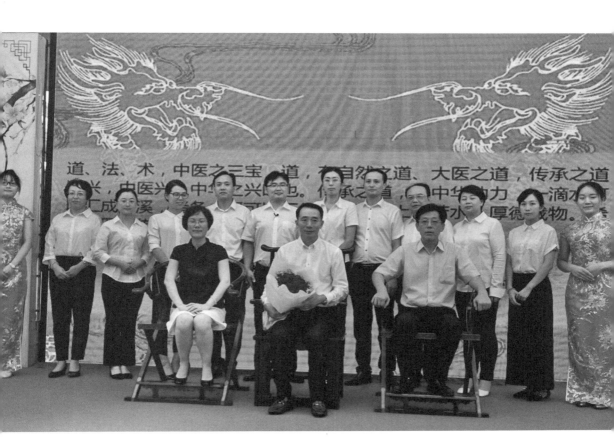

而成。"

治疗此病，历代医家基本皆以苍耳子散，或单纯清热法治疗，疗效不佳。鼻窦部位从经络来看，属于肺、胃经，故余从阳明经入手，以葛根汤、苍耳子散、藿胆丸三方加味组成效方加味葛根汤，一以外散风邪，一以清透郁热。

加减法：

1. 伴口干口渴者，加银花 10g、连翘 10g、生石膏 30g。

2. 伴脓鼻涕多者，加大桔梗用量，一般可用 10～30g，桔梗量大容易引起恶心，亦可加竹茹。

3. 鼻窦炎转成慢性者，加黄芪 30g、皂刺 10g。

4. 鼻窦炎，炎症时间长者，往往伴有血瘀，加川芎 10g、赤芍 10g。

【验案集粹】

王某，男，34 岁。2016 年 3 月 12 日初诊。

现病史：头痛伴脓鼻涕 2 年余，在人民医院行 CT 检查，诊断"左侧上颌窦及左侧筛窦炎"。刻下前额痛伴咽喉疼痛，鼻塞，黄脓鼻涕，口不干，舌质红苔白，脉右寸弱。

辨证：太阳阳明少阴合病。

方药：麻黄附子细辛汤合新加葛根汤。

麻黄 3g，附子 5g，细辛 5g，黄芩 9g，桔梗 10g，甘草 6g，半夏 12g，茯苓 10g，葛根 15g，白芷 10g，金银花 10g，藿香 10g，白蒺藜 10g，辛夷 10g，姜枣适量。7 剂。

二诊：药后头痛消失，仍有少量脓鼻涕，继用上方巩固治疗。

第五节 加味旋覆代赭汤：
痰喘调肝为先，降逆肺胃为要

> 肺为气之本，肾为气之根，然气机调节之枢纽在肝，故痰喘者当以平肝降逆化痰为大法，方以加味旋覆代赭石汤。

【组成】

旋覆花 10g，代赭石 20g，姜半夏 10g，苏子 10g，莱菔子 10g，橘红 10g，槟榔 10g，龙骨 30g，牡蛎 30g。合并外邪者，加三拗汤，即麻黄、杏仁、甘草。

【方解】

方中代赭石平肝逆，与党参配伍，能使党参补气之力直达下焦，伍苏子降逆平喘之力更强。诸花皆升，唯有旋覆花独降，其肃降之力甚强，还可通大便。喘证乃痰阻气道，气道痉挛而致。故选槟榔可解除肺部痉挛、憋闷，其效比厚朴更强。余在临床中经常重用槟榔，皆获佳效。此外应根据大便情况决定槟榔用量，大便稀少用 3 ~ 5g，大便干可以用 10 ~ 15g。半夏、莱菔子、橘红皆属化痰之品，诸药相伍，平肝降逆，化痰平喘。龙骨善治肺中痰涎引起的咳逆，与牡蛎配伍治痰之神品，二味药能降逆化痰而不敛邪气。

【临证心悟】

肺为气之本，肾为气之根，然气机调节之枢纽在肝，故痰喘者当以平肝降逆化痰为大法，方以加味旋覆代赭石汤。

经云："诸气膹郁，皆属于肺。"喘证乃肺气上逆，痰阻气道而致。

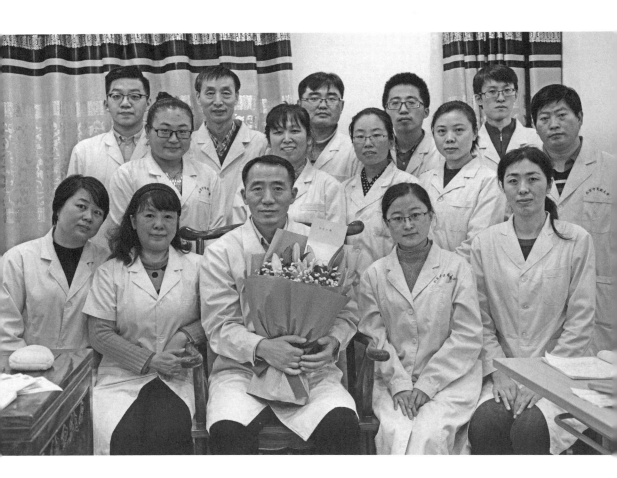

传统中医皆从肺、肾求治，实证在肺，虚证在肾。余临证之初也按其法求治，然临床总有不尽人意之时。后思小青龙汤善治寒夹饮之喘证，其中白芍、五味子收逆而平肝，方悟喘之证与肝逆有关。

正常生理状态下，肝升而肺降，金木互制而维持升降功能，可达到呼吸平稳，气道通畅。然肝为刚脏，内藏相火，外感内伤，木郁化火，升发太过，克伐脾土，水湿成痰，上迫于肺则导致肺金不降，上逆而喘。遂总结出加味旋覆代赭汤治疗痰喘有特效。

【验案集粹】

王某，男，72 岁。2017 年 8 月 12 日初诊。

现病史：患者有慢性支气管炎，肺气肿 20 年，近日因外感后出现咳喘加重，先后住院 2 次，症状略有好转，出院后又加重，求助于余。刻下，咳逆倚息，痰声辘辘，色白多而黏，胸部憋闷，大便黏滞，舌苔白腻，脉滑数。

辨证：痰阻气道，升降失职。

治法：降逆化痰，止咳定喘。

方药：旋覆代赭汤加减。

旋覆花 10g，代赭石 20g，党参 10g，姜半夏 10g，苏子 10g，莱菔子 10g，白术 20g，橘红 10g，槟榔 10g，生牡蛎 30g。7 剂。

药进 7 剂，咳喘若失，继以桂枝加龙骨牡蛎汤善后。

第六节 加味千金苇茎汤：
痰热喘宜甘凉法，肺肠表里降为顺

外感风寒痹阻于肺，肺气上逆与痰胶着阻塞气道，外邪入内，极易热化，往往形成痰热交阻，引发热喘。治热喘之法，当以甘凉之药清热，且肺与大肠相表里，肺热之喘，应时时注意通便，让邪有出路。

【组成】

芦根 30 ~ 60g，桃仁 10g，杏仁 10g，薏苡仁 30g，冬瓜子 30g，苏子 10g，姜半夏 9g，大黄 5 ~ 10g，槟榔 5 ~ 10g，甘草 3 ~ 6g。

【方解】

方中芦根甘寒轻浮，善清肺热，专通肺胃结气，能使热毒从小便而出，其中空又如肺之气管，善达诸窍。冬瓜子专于开痰，《名医别录》载其治腹内结聚，破溃脓血，善逐垢腻，为五脏内痈之要药，与芦根配合则清肺宣壅，涤痰排脓。薏苡仁甘淡微寒，下气利水，上清肺热而排脓，下利肠胃而渗湿。杏仁宣降肺气，桃仁活血逐瘀生新，杏仁配桃仁，一气一血，气血通调。苏子、半夏化痰平喘，槟榔配大黄，泻下通腑。诸药合用，共奏清热化痰、逐瘀定喘之效。

本方甘凉清润而无苦寒，且质润而不燥，无伤津液之弊。方中芦根、冬瓜子、薏苡仁用量亦大，若热喘重者，芦根可用 60～100g。

加减法：

1.夜间哮喘甚者，重用桃仁 15～20g，同时加当归 10g，全蝎 5g。

2.痰中带血者，加黄芩 15g，藕节炭 15g。

3.胸闷者，合用瓜蒌薤白半夏汤。

4.胸痛者，加郁金 10g，枇杷叶 20g。

5.大便稀者，去大黄，加车前子 15～30g。

6.肺部感染者，加鱼腥草 30g，龙葵 30g。

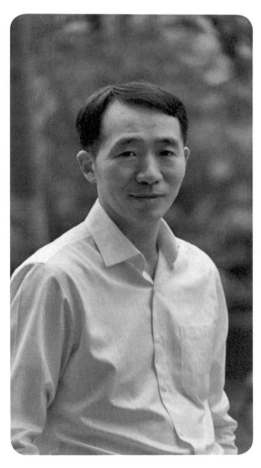

【临证心悟】

外感风寒痹阻于肺，肺气上逆与痰胶着阻塞气道，外邪入内，极易热化，往往形成痰热交阻，引发热喘。

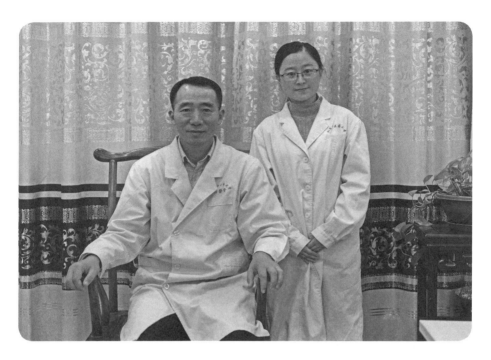

治热喘之法，当以甘凉之药清热，且肺与大肠相表里，肺热之喘，应时时注意通便，让邪有出路。喘证分虚实，实喘在肺，虚喘在肾。实喘又分为寒喘和热喘，热证实证之喘，常见于急性支气管炎、支气管哮喘、过敏性哮喘以及肺痈等。病机性质属于实证、热证，首选加味千金苇茎汤。此方最大的优点是善用甘寒以养其肺，此为余之一得也。

【验案集粹】

花某，男，66岁。2017年2月10日初诊。

现病史：咳喘伴发热2周。患者1周前，因受凉出现咳嗽、胸痛，继之出现咳喘、发热，体温达39℃，经人民医院检查，X片显示：右肺下部炎症。予以住院治疗，病情有所好转，近1周来又出现发热咳喘，遂求治于中医。刻下咳喘，痰黄，胸闷，下午体温37.8℃，口干，大便偏干，舌苔黄腻，脉弦细滑。

辨证：痰热蕴肺，肺失肃降。

治法：清肺化痰，止咳定喘。

方药：加味千金苇茎汤合小柴胡汤。

柴胡20g，黄芩15g，芦根60g，桃仁10g，杏仁10g，薏苡仁30g，冬瓜子30g，苏子10g，姜半夏9g，大黄10g，槟榔10g，鱼腥草30g，龙葵30g，甘草6g。7剂。

二诊：寒热已退，哮喘已平，仍口干，痰黄。继用上方，巩固治疗。

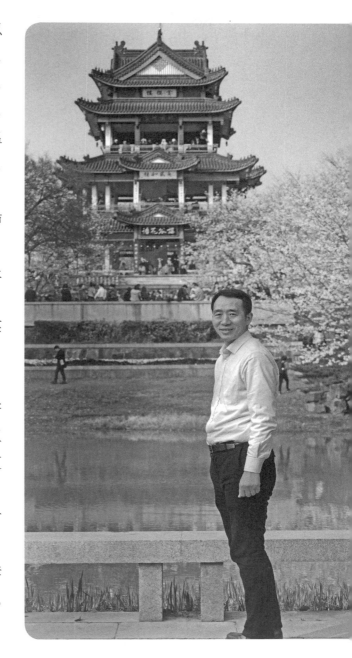

第七节 加味栀子宣痹汤：
反流诸病从肝逆，降逆止酸清宣剂

> 余认为，反流性食管炎乃肝气横逆，肺气不降，继而胃酸上逆，灼伤食道引起反酸、灼热、疼痛等症状，治疗当以清热降逆、止酸作为大法。

【组成】

栀子10g，豆豉10g，郁金10g，枇杷叶20g，佛手10g，甘草6g。

【方解】

郁金，辛、苦，性轻扬上行，能疏肝行气解郁；枇杷叶需重用，《本草新编》云其"味苦性平，下气，除呕哕不止"；合栀子豉汤，四药皆苦，苦能降泄，降胃气，降肺气，降肝气；另外加佛手、甘草以助药力。这里特别要指出的，若患者出现心中灼痛伴大便稀的，余常以干姜易豆豉。久病证属厥阴虚寒者，当以吴茱萸汤合宣痹汤。

【临证心悟】

余认为，反流性食管炎乃肝气横逆，肺气不降，继而胃酸上逆，灼伤食道，引起反酸、灼热、疼痛等症状，治疗当以清热降逆、止酸作为大法。余治疗常用栀子豉汤与宣痹汤合方加味，疗效极佳。

《灵枢·营卫生会》篇曰："上焦出于胃上口，并咽以上，贯膈而布胸中。"反流性食管炎病位在上焦，表现反酸、胸痛、胸闷等症状。余分析其病机，胃以降为顺，胃酸上逆则肝气横逆，直接导致肺气不降，心火上炎。治疗当以清心降火，降逆止酸。清心降火首选栀子豉汤。《伤寒论》第七十六条："发汗吐下后，虚烦不得眠，若剧者，必反复颠倒，心中懊恼，栀子豉汤主之。"条文中的典型症状与反流性食管炎的症状有相似之处，可以栀子豉汤治之。方中栀子味苦性寒，能清上、中、下三焦之火，可疗胃中热气，除烦；豆豉味苦性寒，能清热解毒除烦，宣郁散结。

胃酸上逆，不循其道，其根在于肺气不降，则胃气上逆，正如叶天士所云："上焦不行，则下脘不通。"是以降肺气则诸气皆降，余首选宣痹汤。宣痹汤方出于《温病条辨·上焦》篇第四十六条："太阴湿温，气分闭郁而哕者，宣痹汤主之。"其方由枇杷叶、郁金、射干、淡豆豉、通草组成，以其轻宣肺痹为法，不特为湿蕴上焦，清阳膹郁致哕者而设。

【验案集粹】

梁某，男，39岁。2016年11月15日初诊。

现病史：反酸伴胸痛1年余。患者曾在多家医院行胃镜检查，考虑反流性食管炎，予以西药治疗，病情反复，曾服过中药，无明显疗效。刻下，时有胃酸，胸部灼热，口干，咽干，舌红，脉左关弦细滑。

辨证：肝胃郁热。

治法：清肝泻火，宣发郁热。

方药：加味栀子宣痹汤。

栀子 10g，豆豉 10g，郁金 10g，枇杷叶 20g，佛手 10g，乌贼骨 20g，川贝 10g，甘草 6g，14 剂。

二诊：药后明显好转，胸部灼热感消失，继用上方，连续服用 42 剂，随证加用蒲公英 20g，牡蛎 30g，百合 10g，诸症消失。

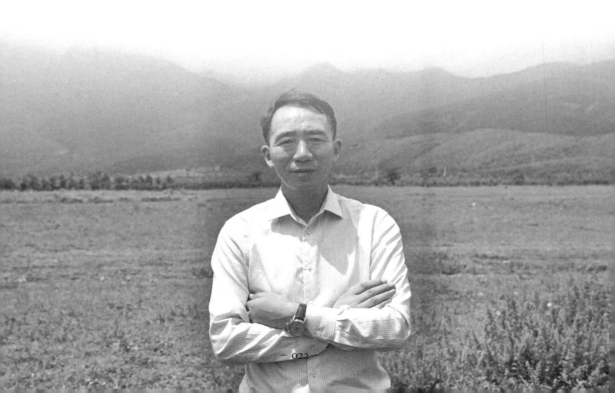

第八节　丁香降逆汤：
胃气动膈气机逆，四方合用显神功

> 余认为，顽固性呃逆病机复杂，寒热虚实错杂，气阴亏虚夹杂痰饮，非一方一药可以治疗，故总结出丁香降逆汤。

【组成】

丁香 6g，柿蒂 15g，旋覆花 10g，代赭石 20g，陈皮 10g，竹茹 10g，党参 10g，白芍 20g，甘草 10g，天门冬 10g，麦门冬 10g，茵陈 10g，枇杷叶 10g，半夏 9g。

【方解】

《素问·宣明五气》篇言："五气为病……胃为气逆为哕。"中医学认为，呃逆之病位在膈，病变脏腑关键在胃，与肝、肺、脾、肾密切相关，病机为胃的气机失调。故调理脾胃，复升降气机是治疗呃逆的基本原则。

该方由丁香柿蒂汤、旋覆代赭汤、橘皮竹茹汤、芍药甘草汤等方变化而来。橘皮竹茹汤是治呃逆偏于热的主方，丁香柿蒂汤是治疗呃逆偏于寒的主方，而旋覆代赭汤是治疗痰痞之主方，芍药甘草汤乃缓膈肌痉挛之方，今四方合用以治寒热错杂，痰痞互结之证，切合病机，故余应用于临床每每得心应手。

【临证心悟】

余认为，顽固性呃逆病机复杂，寒热虚实错杂，气阴亏虚夹杂痰饮，非一方一药可以治疗，故总结出丁香降逆汤。丁香降逆汤具有凉温平和，善调肝降胃肃肺，调气化痰降火，扶正祛邪，兼虚实通治之效。

呃逆指因胃气上逆动膈，气逆上冲，表现为喉间呃逆连声，声短而频，难以自控的一种病证，早在两千多年前即有记载。传统中医认为，本病因胃失和降、胃气上逆、嗜食辛辣、阳明腑实、肝气横逆以及情志不畅等而起。对于本病，余素从虚实辨证，声音响亮有力，连续发作者，多为实证；呃逆时断时续，呃声低，气短乏力者，多为虚证。这种辨证对一般的呃逆治疗是有效的，然临床亦可见久治不效之顽固性呃逆。其病机相对复杂，多为寒热错杂，虚实并见，诸方不效，治疗颇为头疼。余从多年临床经验中总结出顽固性呃逆特效方——丁香降逆汤，验之临床，其效可圈可点。

张锡纯云："盖阳明胃气，以息息下降为顺，时或不降，则必壅滞转而上逆。"并进一步指出，"而降胃之药，实以赭石为最效"。代赭石可益肾纳气，配合旋覆花降胃气之上逆，药力尤强。现代药理研究证实，丁香、柿蒂均具有镇静作用。以上均是中医学在治疗呃逆中应用普遍，且有较强和胃降逆止呃作用的药物。

呃逆的发生虽然以胃气上逆为关键，但与肺气之失于肃降、肝气之横逆密切相关。芍药甘草汤有调和肝脾、益阴缓急、疏畅气机、增强和胃降逆作用。与此同时，西医学认为，呃逆是膈肌的一种不自主的间歇性、痉挛性收缩所引起的动作。现代药理学研究表明，芍药甘草汤具有缓解平滑肌痉挛的作用。余在临床中发现，本方不仅对西医学中的单纯性膈肌痉挛病取效甚捷，在其他疾病，如胃肠神经官能症、胸腹腔肿瘤、肝硬化、脑血管病及胸腹腔手术后所引起的膈肌痉挛导致的顽固性呃逆等，均有佳效。

此呃逆效方为顽固性呃逆而设，实证加重生姜、竹茹的用量，虚证去竹茹加红参，一般用本方 4～5 剂即效。至于正常人偶患呃逆，取鲜韭菜 60g，开水洗净，打碎榨汁，炖热内服，每次取其法皆良效。此为民间验方，记录于此以备同道参考使用。

【验案集粹】

案1　李某，女，40 岁。2016 年 9 月 15 日初诊。

现病史：顽固性呃逆 3 年，白天重，睡觉好转，时断时续，伴胸闷、纳差、消瘦、面色萎黄，口干，舌淡苔白，脉弦细，曾在上海多家医院予以中西医诊治皆无效。

辨证：虚寒呃逆。

治法：肺胃同治，降逆止呕。

方药：丁香降逆汤加减。

丁香 10g，柿蒂 15g，代赭石 20g，陈皮 10g，红参 10g，白芍 20g，甘草 10g，天门冬 10g，麦门冬 10g，茵陈 10g，枇杷叶 10g，黄芩 9g。7 剂。

余予以此方，患者服用 7 剂后呃逆明显好转，胸闷缓解，纳食增加，精神好转，服用 2 周后呃逆止，随访 1 年无复发。

案 2 赵某，男，38 岁。2016 年 4 月 25 日初诊。

现病史：因确诊为"胰腺癌"在无锡某医院住院放化疗后呃逆不止 1 周，经甲氧氯普胺、盐酸异丙嗪、针灸及中药治疗，疗效不佳。后延余会诊。刻下，呃逆连连，痛苦面容，声音洪亮，口干口渴，大便干结，舌苔黄腻，脉弦滑数。

辨证：痰热呃逆。

治法：肺胃同治，降逆止呕。

方药：丁香降逆汤加味。

丁香 6g，柿蒂 15g，旋覆花 10g，代赭石 20g，半夏 12g，陈皮 10g，竹茹 10g，太子参 10g，白芍 20g，甘草 10g，天门冬 10g，麦门冬 10g，茵陈 10g，枇杷叶 10g，黄连 9g，全瓜蒌 20g。7 剂。

后其父告知，患者服药 1 剂后呃逆好转，5 剂后未再出现呃逆。

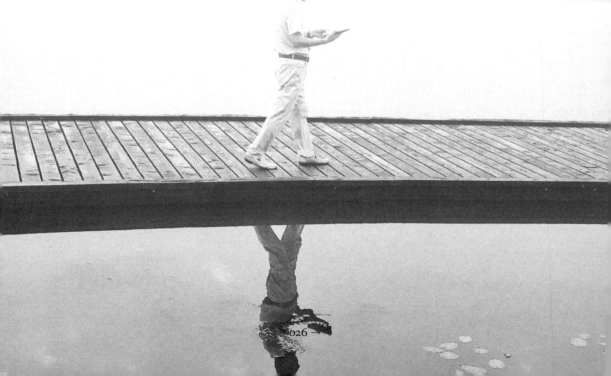

第九节 四逆止血汤：
血溢诸症从气治，四逆止血顺肝气

> 咳血之证多为气火失和，"阳络伤则血外溢"，血随气逆，随咳而出，余常以四逆止血汤平肝降气，和络止血。

【组成】

柴胡10g，青皮10g，白芍10g，甘草6g，白及20g，茜草10g，小蓟30g，藕节炭30g，蒲黄10g，侧柏叶炭10g。

【方解】

四逆止血汤从治气入手，治气者必治肝，故以四逆散作为调气之主方。其中青皮配枳壳，既可泻肺，又能平下焦之肝气。值得注意的是，因青皮较枳壳破气之力甚强，故血证首选青皮。方中以柴胡、青皮、白芍、甘草疏肝柔肝平气，以茜草、小蓟、侧柏叶炭清热止血，蒲黄化瘀止血，藕节炭不论寒热虚实之出血皆可应用，白及收敛止血，诸药合用，共奏平肝降气、化瘀止血之效。

对于呕血者，可合用泻心汤，即黄芩、黄连、大黄。热势较盛者，可合用犀角地黄汤，使火降血下，肺热则清，络和则血止。

【临证心悟】

咳血之证多为气火失和，"阳络伤则血外溢"，血随气逆，随咳而出，余常以四逆止血汤平肝降气，和络止血。

余从临床经验中总结血证三法：

（1）治血，包括收敛止血，凉血止血，离经之血则以祛瘀止血

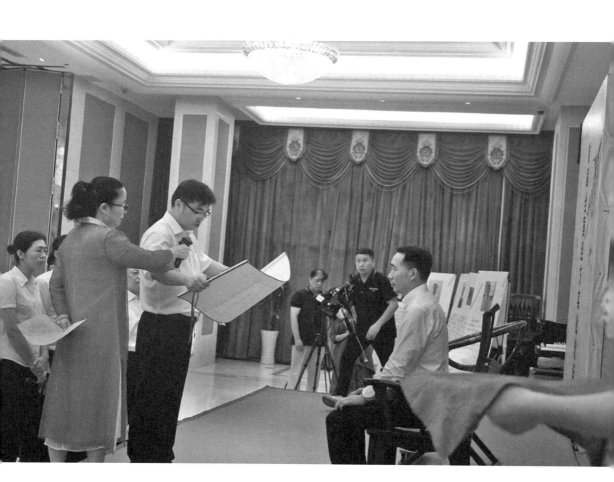

为主。

（2）治火，根据火降血止之理，实证清热泻火，虚证滋阴降火。

（3）治气，实证清气降气，虚证温补益气。

上述三法可灵活运用，相得益彰。

【验案集粹】

董某，男，31岁。2011年5月5日初诊。

现病史：咯血1月，时轻时重，曾在无锡某医院CT检查无明显异常，西医怀疑是炎症感染，给以输液治疗，未见好转，遂求治于中医。现咯血时作，量少，口干，舌淡苔白，脉弦细滑。

辨证：肝火犯肺，络脉损伤。

治法：清肝、泻肺、止血。

方药：四逆止血汤加味。

柴胡10g，青皮10g，白芍10g，甘草6g，白及20g，茜草10g，小蓟30g，藕节炭30g，蒲黄10g，侧柏叶炭10g，黄芩15g。10剂。

二诊：患者自述，药进1周，咳血即止。

第十节 新加桑白皮汤:

凉止降逆绝奇方，血热鼻衄桑白汤

　　鼻出血在临床特别常见，多见于儿童。但对专病专药的探索，来自国医大师李士懋老师的经验，其用单味桑白皮10～15g治疗鼻出血，后余在临床中使用，发觉单味桑白皮力单势孤，故总结出桑白皮汤专治鼻出血。

【组成】

　　桑白皮15g，黄芩9g，大黄6g，血余炭10g，白茅根30g，芦根15g。

【方解】

　　方以桑白皮为君，另加黄芩、白茅根清热止血为臣，大黄降气止血为佐，血余炭止血归经为使，诸药相配，清泄肺热之力甚强，故治鼻血效佳。虚火者当引火归元，常用引火汤救治。余常用肉桂、细辛各5g，研末，冷开水调，敷两足涌泉穴。此方剂量适用于儿童，若成人鼻衄，量当倍之。

【临证心悟】

鼻出血在临床特别常见，多见于儿童。但对专病专药的探索，来自国医大师李士懋老师的经验，其用单味桑白皮 10 ～ 15g 治疗鼻出血，后余在临床中使用，发觉单味桑白皮力单势孤，故总结出桑白皮汤专治鼻出血。

另外，衄证多火，还需分清虚火、实火。实火当脉弦滑有力，虚火之脉，无论大脉或细脉，当沉取无力。实火者火热妄行以清热泻火，用桑白皮汤有佳效。

【验案集粹】

胡某，男，10 岁。2015 年 4 月 6 日初诊。

现病史：患者素有慢性鼻炎，症见喷嚏，鼻痒，近日有鼻出血 5 天，难以自止，大便干，舌质偏红苔白，脉两寸弦滑。

辨证：肺热灼盛。

治法：清降肺热。

方药：桑白皮汤加减。

桑白皮 10g，侧柏叶 10g，黄芩 9g，大黄 3g，芦根 10g，白茅根 20g，血余炭 5g，枇杷叶 5g，冬瓜子 10g，玄参 6g，10 剂。

二诊：已无鼻出血，鼻痒好转，口不干，舌苔白腻，脉寸关弱，继用葛根汤加黄芩巩固之。

第十一节 喉科六味汤：

巧辨六经为先锋，喉科六味主喉病

> 余治疗喉痹，从经方入手，阳结者以小柴胡汤合六味汤加减；阴结者余常用麻附细合六味汤加减。

【组成】

薄荷 9g，荆芥 6g，僵蚕 6g，防风 6g，桔梗 10g，甘草 6g。

【方解】

六味汤，首见于清代喉科专书《喉科指掌》，书中以此方作为统治喉科 72 症的基本方。为避免与六味地黄汤混淆，后世常称之为喉科六味汤。余治疗喉痹，从经方入手，阳结者以小柴胡汤合六味汤加减；阴结者余常用麻附细合六味汤加减。

近代喉科喜用寒凉药，认为咽喉炎都是热证。临床遇见很多咽喉肿痛患者，因误用寒凉药致其肿痛非但不消，相反极易化脓或转成慢性，反复发作而前来求治者众。咽喉为门户之要道，六淫之邪皆可侵入，其中以风、寒最为多见。喉痹日久当以寒热错杂合而为痹，治疗

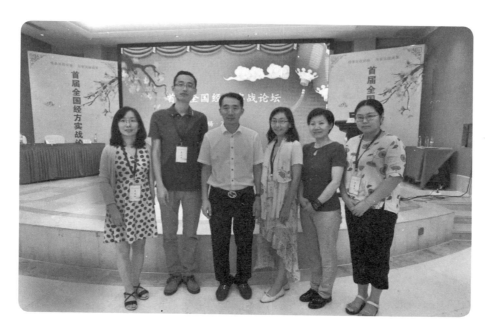

大法当以寒、温并用，以辛温发散为佳。慢性者，遇寒会肿大疼痛，常伴舌淡，苔白，脉沉者从肾入手，以麻附细为主导，扶正托邪外出。偶见咽喉肿痛反复发作者伴乏力、气短者，补中益气同样效佳。所以治喉痹者，首辨阴阳，再辨虚实寒热。有的放矢，必能速效也。

【临证心悟】

《内经》云："一阴一阳结，谓之喉痹。"余以喉科六味汤作为喉痹的基础方，阳痹者治在少阳，阴痹者治在少阴。

喉痹包括西医学的急、慢性咽炎，扁桃体炎，喉炎等，在临床中较为常见，一年四季皆可发生，儿童更常见。喉痹的急性期当从少阳入手，祛邪外出，若失治误治或过用寒凉导致急性转慢性，而形成夙根。一受外邪，极易反复发作，形成扁桃体慢性肿大，时有影响睡眠，出现打呼噜等症状，严重者出现哮喘，应以少阴麻附细托邪外出。

【验案集粹】

熊某，女，28岁。2017年1月5号初诊。

现病史：慢性咽炎5年，反复发作。近日因受寒后出现声音嘶哑，咽喉感僵硬，疼痛，咽干，舌淡苔白，脉沉弱。

辨证：少阴喉痹。

治法：温阳散寒。

方药：麻黄附子细辛汤合六味汤加减。

麻黄3g，附子10g，细辛3g，当归10g，南沙参20g，薄荷9g，荆芥6g，僵蚕6g，防风6g，桔梗10g，甘草6g。7剂。

二诊：患者自诉3剂后声音嘶哑除，咽喉疼痛明显好转。继续上方7剂后，诸症消失。

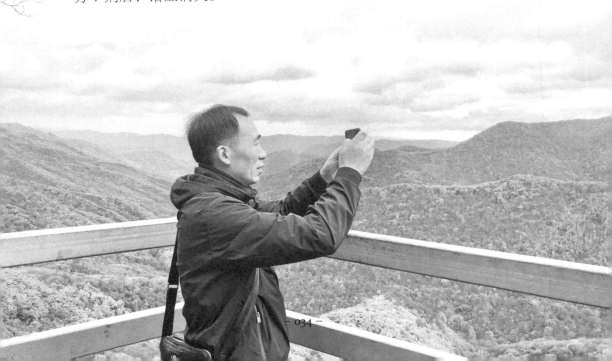

第十二节　固汗汤：
阳虚气虚汗出证，治肾求本为出路

余认为，自汗是标，其本在肾。故治疗自汗要肺肾同治才能取效，遂总结出固汗汤固之。

【组成】

黄芪 20g，白术 10g，防风 10g，菟丝子 10g，五味子 10g，瘪桃干 15g，浮小麦 30g，鹿衔草 20g。

【方解】

固汗汤，以玉屏风散固表，五味子、枸杞子、鹿衔草益肾，浮小麦、瘪桃干、糯稻根治标止汗。全方配伍简单但疗效佳。

瘪桃干又名碧桃干、桃枭、干桃等，为桃或山桃的未成熟果实，刷净果皮上绒毛，晒干入药。可治盗汗、遗精、吐血、疟疾、心腹痛、妊娠下血等症，为余止汗之习用药。

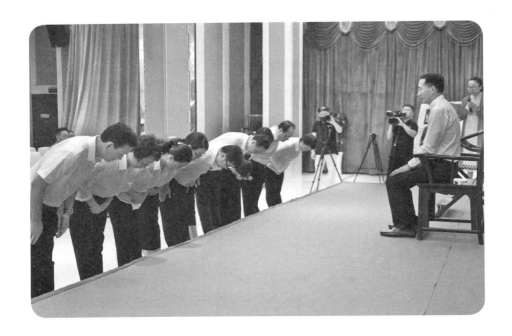

【临证心悟】

自汗在临床中非常常见，特别是老人和小孩为最多。《中医内科学》第五版教材治疗自汗证常用黄芪汤，当代经方医案多以桂枝加龙骨牡蛎汤治疗自汗证。汗证当分清外感与内伤。外感者从表治汗，内伤者根据虚实调整阴阳。余思之，自汗多属气虚不固，气虚者多伴阳虚也，气虚不固往往是表象，根源在肾。所以单纯见汗止汗不能起到很好效果。余认为，自汗是标，其本在肾。故治疗自汗要肺肾同治才能取效，遂总结出固汗汤固之。

【验案集粹】

吴某，男，45岁。2015年8月30日初诊。

现病史：自汗年余，疲劳后胸口下肢出汗明显，口不干，睡眠差，舌淡苔白，左寸关弱。

辨证：气虚不固。

治法：脾肾同治，固表治汗。

方药：固汗汤加味。

黄芪 30g，白术 10g，浮小麦 30g，防风 6g，瘪桃干 10g，五味子 10g，枸杞子 10g，糯稻根 10g，鹿衔草 10g，生姜 15g，大枣 15g，10 剂。

2015 年 9 月 15 日，患者欣喜告知服用 10 剂后出汗消失。

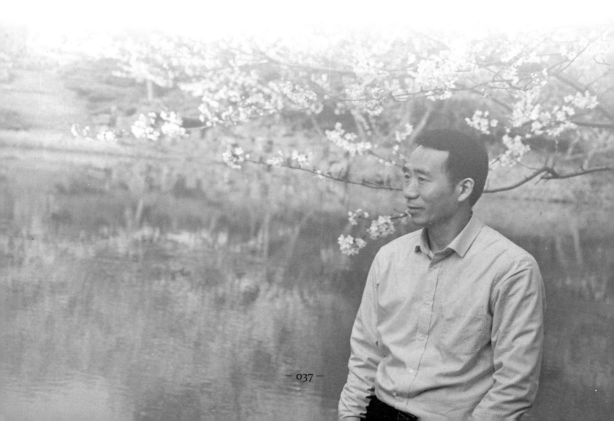

第十三节 ▶ 三加龙骨牡蛎汤：
虚火上蒸迫津液，阳虚盗汗三龙牡

> 盗汗者，当今以阳虚虚火上蒸者为多，余常以三加龙骨牡蛎汤治疗。

【组成】

桂枝 10g，白芍 10g，龙骨 30g，牡蛎 30g，白薇 10g，知母 10g，黄柏 10g，麻黄根 10g，鹿衔草 20g，霜桑叶 10g。

【方解】

盗汗一症，临床颇为常见，如《金匮要略》云："男子平人，脉虚弱细微者，喜盗汗也。"气血阴阳皆虚，阳虚不能固外，阴虚不能内守，故易发盗汗，临床治疗多用桂枝加龙骨牡蛎汤，或用《外台秘要》所引《小品方》之二加龙骨牡蛎汤（即桂枝加龙骨牡蛎汤去桂枝，加附子、白薇）。二加龙骨牡蛎汤治虚弱浮热汗出，方中附子、白薇，寒热互用，泄热导火，相火下潜则肾水不寒，浮热得泄则汗止。龙骨、牡蛎，收敛浮越，潜阳入阴，陈修园称此方治虚阳鼓动之浮热自汗，具有导火潜阳、养阴泄热之功。余使用时，则喜在二加龙牡汤基础之上，加知母、黄柏滋阴降火，麻黄根敛汗，命之曰三加龙骨牡蛎汤。

方中白薇，《本草从新》载其"苦咸寒，阳明冲任之药，利阴气，下水气"，可治"汗出过多，血少阳气独上"之血厥。因其性味苦寒，极易伤胃，易引起头晕、恶心、呕吐之症，对于脾胃虚弱者，可加竹茹、生姜佐之，甚者弃之。鹿衔草，《中国药典》载其"祛风湿，强筋骨，止血"，可用于风湿痹痛，腰膝无力，月经过多，久咳劳嗽等症，然其止汗之功鲜为人知。《素问·病能论》中即有应用其治疗酒风汗出之症："帝曰：有病身热懈惰，汗出如浴，恶风少气，此为何病？岐伯曰：病名曰酒风。帝曰：治之奈何？岐伯曰以泽泻、术各十分，麋衔五分，合以三指撮，为后饭。"其止汗之效主要是添精补髓而止汗。桑叶主升发，而霜桑叶主潜降。余止盗汗常加这两味专药。

【临证心悟】

盗汗者，当今以阳虚虚火上蒸者为多，余常以三加龙骨牡蛎汤治疗。

历代医家多认为盗汗为病，寐来其身如浴，醒来方知，证属阴虚，当滋阴降火，宜当归六黄汤辈。然验之临床，效多平平。余通过大量临床实践认为：盗汗的病机为阳虚为本，虚火为标，故以二加龙骨牡蛎汤加知母、黄柏、麻黄根来治疗，在此基础上加鹿衔草、霜桑叶两味专病专药，诸药配伍可取得显著疗效，命之为三加龙骨汤。

汗为心之液，肾主五液，肾阳虚衰，玄府不闭，既可以引起自汗，也可引发盗汗。阳虚盗汗的典型特点多伴有畏寒肢冷，脉虚无力，汗

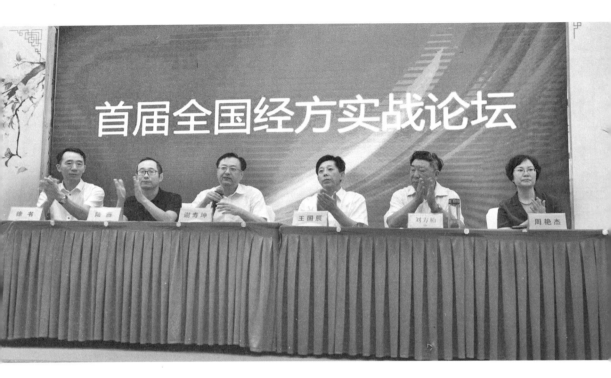

后身冷肢凉。故治汗之法既可以从表治，也可以从里治。从里治主要是从肾治，从心治，补肾就能补心，桂枝加龙骨牡蛎汤既是补肾剂又是补心剂。对于盗汗一证，血虚者有之，气血两亏者更有之，皆可用三加龙骨牡蛎汤加味。

特殊类型的盗汗可通过辨脉法来辨治。若左关弦数，苔见黄腻者，当属肝胆湿热，可用龙胆泻肝汤清泻之。余常合六一散治之，世人皆知利小便可以实大便，而利小便同样可以止汗。故知理者，可理清水之出路，切不可刻舟求剑。若汗后怕风者，可加防风、秦艽以祛风。其机理为肝体阴而用阳，风木为体，相火为用，其火易炎，最易寐中盗汗也。

若左关沉弱，又可以乌梅丸加龙骨、牡蛎来止汗也。舌苔白腻者，脉濡缓，治法以芳香化湿为主，主方为藿朴夏苓汤。曾治余某，盗汗年余，每晚醒后胸部出汗明显，口干，舌苔白腻，脉濡滑，以封髓丹合藿朴夏苓汤 7 剂，诸症皆除。

【验案集粹】

王某，男，43 岁。2016 年 12 月 3 日初诊。

现病史：盗汗 1 年余，曾找两位中医诊治，观其处方皆从阴虚入手，其效乏乏，问其所苦，云虽夜间汗出，但醒后自感冷汗涔涔。口中和，舌苔白，脉细弱。

辨证：阳虚盗汗。

治法：温摄潜镇。

方药：三加龙骨牡蛎汤加减。

桂枝 10g，白芍 10g，龙骨 30g，牡蛎 30g，白薇 10g，知母 10g，黄柏 10g，麻黄根 10g，竹茹 10g。7 剂。

药进 7 剂，诸症好转，继续服用 1 个月痊愈。

第十四节　加味百合汤：
传陈老秘法，胃痛以理气为要

> 诸多内外因素均可引起胃之失调，尤以饮食不节和情志不畅多见。然胃痛者，必夹气滞，故治痛当以治气为先。在治疗上宜理气和胃，畅其气机，复其和降，其痛自除。经云："诸气膹郁，皆属于肺。"故治气当以治肺为先。

【组成】

百合 30g，乌药 15g，荔枝核 9g，延胡索 9g。

【方解】

百合汤出自陈修园《时方歌括》，其云："治心口痛，服诸热药不效者，亦属气痛。"本方原为治疗胃脘痛属气郁化火，或热积中脘，服热药无效或增剧者而设。《神农本草经》中载百合："味甘平，主邪气腹胀心痛。"陈修园亦谓："百合合众瓣而成，有百脉一宗之象。其色白而入肺，肺主气，肺气降而诸气俱调。"《本草从新》谓乌药能"疏胸腹邪逆之气，一切病之属气者皆可治"。百合、乌药一凉一温，润而不滞，辛而不燥，故对胃脘部的气痛、热痛均宜，寒痛者可加高良姜、桂枝。《得配本草》谓荔枝核："甘、涩，温。入足厥阴、少阴经。散滞气，辟寒邪，治颓疝，疗心痛。"《本草新编》谓延胡索："味辛、苦，气温。入肺、脾二经，又入肝足厥阴。止心腹卒痛，小肠胀疼。"四药相伍，行气止痛，颇有良效。

【临证心悟】

此方非焦树德焦老之三合汤，乃陈瑞山陈老家传方加味百合汤，灵活加减可治各种胃痛，疗效可靠。其病变部位虽在胃，然与肝、脾有关。

诸多内外因素均可引起胃之失调，尤以饮食不节和情志不畅多见。然胃痛者，必夹气滞，故治痛当以治气为先。在治疗上宜理气和胃，

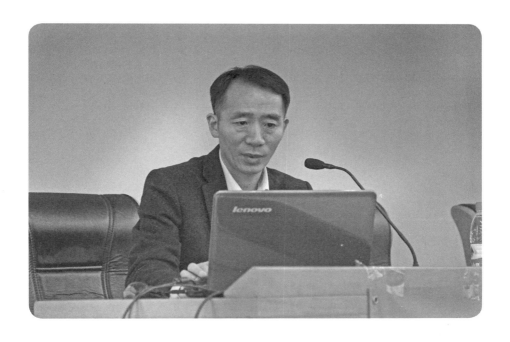

畅其气机，复其和降，其痛自除。经云："诸气膹郁，皆属于肺。"故治气当以治肺为先。

加减法：

1. 寒者，加高良姜 10g。

2. 热者，加炒栀子 6g。

3. 幽门螺旋杆菌感染者，加蒲公英 20g，牡蛎 30g。

4. 反酸者，加吴茱萸 3g，黄连 6g。

5. 胃中灼热者，加丹参 10g，川楝子 10g。

6. 病久体虚者，加党参 10g，黄芪 24g。

7. 嗳气频频者，加代赭石 20g，法半夏 12g，香附 10g。

【验案集粹】

蒋某，男，48 岁。2017 年 5 月 16 初诊。

现病史：胃痛 5 年余。患者 5 年前因饮酒后引起胃痛，饮食稍不慎则发作，胃气胀满，曾在人民医院胃镜检查，示慢性浅表性胃炎伴糜烂。刻下，胃脘隐痛，食后尤甚，时有胃胀，口干，舌苔薄腻，脉右关弦滑。

辨证：中焦气滞，胃失和降。

治法：理气清热，和胃止痛。

方药：加味百合汤。

百合 30g，乌药 15g，荔枝核 9g，延胡索 9g，炒栀子 6g，蒲公英 20g，牡蛎 30g，14 剂。

二诊：药后 1 周疼痛消失，腹胀减轻。继续上方 14 剂，巩固治疗。

第十五节 葶苈子汤：
瘀血痰饮闭肺络，金匮葶苈是奇招

> 余在临床中发现，肺源性心脏病与浊垢壅遏气道有密切关系。其病机为气道不畅，肺气不能宣降，内停瘀血，使气道不通，水泛心肺。故泻肺强心，活血利水是治疗本病的主要大法。

【组成】

葶苈子 30g，桑白皮 30g，车前子 30g，丹参 30g，赤芍 30g。

【方解】

肺源性心脏病以慢性咳嗽、咳痰、气急，活动后心悸、呼吸困难、乏力为主要临床表现，一般疗法疗效欠佳，当以《金匮》葶苈大枣泻肺汤为君以破水泻肺。《神农本草经》云："葶苈子主癥瘕，积聚，结气，破坚逐邪，通利水道。"张仲景在《伤寒论》和《金匮要略》中多次应用葶苈子治疗疑难病，如大陷胸丸治疗大结胸，葶苈大枣泻肺汤治疗肺痈，己椒苈黄丸治疗肠间饮聚成实。佐桑白皮宣通肺气而利水，丹参、赤芍活血，车前子化痰利水，诸药合用，共奏强心利水、

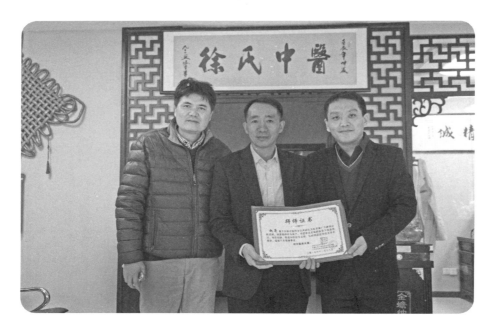

活血泻肺之效。

【临证心悟】

余在临床中发现，肺源性心脏病与浊垢壅遏气道有密切关系。其病机为气道不畅，肺气不能宣降，内停瘀血，使气道不通，水泛心肺。故泻肺强心，活血利水是治疗本病的主要大法。在临床上运用葶苈子汤治疗肺心病引起的呼吸困难、口唇紫绀、舌下静脉曲张和下肢水肿等瘀血证候，重用葶苈子可取佳效。伴有心慌气短者可合用生脉饮。

使用本方应注意，本方属于高效方，但不能单独使用。一般在临床中，余习惯将全真一气汤（冯楚瞻《冯氏锦囊秘录》中名方，由熟地黄、白术、人参、麦门冬、五味子、附子、牛膝组成）与葶苈子汤同时使用，效果更佳。其次，正虚明显者上述剂量应减半，另加黄芪、红参。肺源性心脏病伴心衰者，葶苈子用量 30g 以上效果很好。

【验案集粹】

陆某，女，76 岁。2016 年 10 月 5 日初诊。

现病史：反复咳喘 10 余年，下肢水肿加重 1 月。曾在无锡市人民医院输液治疗，症情好转，出院后仍然以地高辛、呋塞米、茶碱缓释片维持。现口唇紫绀，动则喘甚，下肢水肿，舌苔白滑，脉寸关脉大，尺弱。

辨证：上实下虚，肺肾同病。

治法：补肾强心，泻肺利水。

方药：葶苈子汤合用全真一气汤加减。

熟地黄 30g，山药 30g，附子 10g，麦门冬 10g，白术 10g，牛膝 9g，五味子 10g，葶苈子 30g，桑白皮 30g，车前子 30g，丹参 30g，赤芍 30g。10 剂。

二诊：咳喘明显好转，下肢水肿消失。继原方巩固治疗 1 月，诸症平稳。

第十六节 半夏定眩汤：
眩晕当从痰饮治，半夏定眩镇水神

余总结30年临床经验发现，眩晕病人以痰饮上冲最为多见，因制半夏定眩汤以化饮定眩。

【组成】

半夏20g，茯苓30g，白术20g，桂枝10g，泽泻20g，磁石30g，龙骨30g，牡蛎30g，生姜10g，大枣4枚。

【方解】

余通过多年的临床实践总结出半夏定眩汤，此方虽仅十味药物，却包含小半夏加茯苓汤、苓桂术甘汤、泽泻汤方。以上三方均有治疗痰饮上冲眩晕之效。其中半夏辛温，《神农本草经》云其"主伤寒寒热，心下坚，下气，喉咽肿痛，头眩胸胀，咳逆，肠鸣，止汗"。国医大师朱良春先生认为："半夏小剂量（10g）具有化痰止咳作用，中等剂量（20g)具有化饮定眩之功效，大剂量（30～60g)有交通阴阳安神之功效，而60g以上具有止痛治哮之效，常应用于肿瘤或强直性脊柱炎。"关于龙骨、牡蛎，陈修园曰："痰，水也，随火而上升，龙属阳而潜于海，能引逆上之火、泛滥之水下归其宅，若与牡蛎同用，为治痰之神品，今人只知其性涩以固脱，何其浅也。"张锡纯云："龙骨敛正气而不敛邪气。"故余在治疗眩晕证时恒加龙骨、牡蛎以固正气，降上冲之痰饮而收效尤捷。

【临证心悟】

余总结 30 年临床经验发现，眩晕病人以痰饮上冲最为多见，因制半夏定眩汤以化饮定眩。

眩是指眼花或眼前发黑，晕指头晕甚或感觉自身或外界景物旋转。二者常同时并见，故称为"眩晕"。关于眩晕的病因病机，历代医家论述颇多，涉及病因繁杂，且见解不一。《素问·至真要大论》云："诸风掉眩，皆属于肝。"张仲景则认为，痰饮是眩晕的重要致病因素之一。如《伤寒论·辨太阳病脉证并治》言："伤寒若吐、若下后，心下逆满，气上冲胸，起则头眩，脉沉紧，发汗则动经，身为振振摇者，茯苓桂枝白术甘草汤主之。"《金匮要略·痰饮咳嗽病脉证并治》更明确指出："心下有支饮，其人苦冒眩，泽泻汤主之。"而朱丹溪在《丹溪心法·头眩》则强调"无痰不作眩"。

痰湿型眩晕的主要辨证要点为眩晕，舌胖苔腻，脉沉弦或沉滑。余早年以代赭石配合夏枯草、车前草、姜半夏为主治疗眩晕取得一定疗效，然病易反复。后总结出半夏定眩汤，其治疗痰湿型眩晕具有起效更快，且不易复发等特点。

加减法：

1. 口干明显者，桂枝用量为 3～5g。

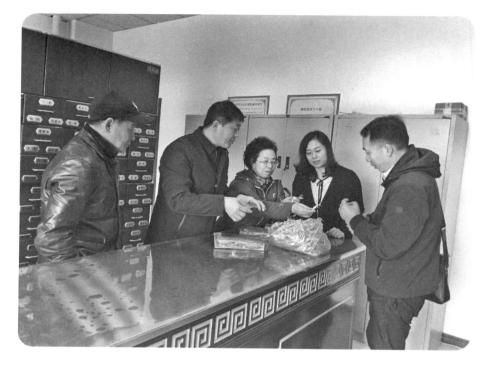

2. 舌胖大有齿印者，桂枝、肉桂合用。

3. 伴口干口苦者，合用小柴胡汤。

4. 有颈椎病变者，加葛根 30 ~ 100g。

5. 体弱脉虚者，加红参 10g。

【验案集粹】

案 1　唐某，女，34 岁。2015 年 12 月 3 日初诊。

现病史：眩晕反复发作 3 年余，以起床及伏案工作时间长后明显，加重 1 周，伴呕吐，舌淡胖苔薄白，脉寸关脉滑大，尺弱。

辨证：少阴水饮上冲。

治法：定眩利水，升降并用。

方药：半夏定眩汤加减。

姜半夏 15g，茯苓 30g，白术 20g，泽泻 20g，龙骨 30g，牡蛎 30g，磁石 30g，桂枝 10g，车前子 10g，葛根 30g，生姜 10g，大枣 4 枚。7 剂。

1 周后复诊，患者诉无头昏、恶心，继续巩固治疗。

案 2　卢俊强，男，45 岁。2016 年 1 月 6 日初诊。

现病史：有高血压，头昏，口干口苦，大便不畅，每日早晨口服洛丁新 10mg 降压治疗，血压平稳，舌淡苔薄腻，脉沉细滑。

辨证：少阳少阴合病。

治法：和解少阳，温潜利水。

方药：半夏定眩汤加减。

柴胡 10g，黄芩 9g，半夏 12g，党参 10g，甘草 6g，茯苓 30g，泽泻 20g，白术 20g，磁石 30g，龙骨 30g，牡蛎 30g，附子 5g，生姜 15g，大枣 5 个。7 剂。

1 周后复诊，患者诉头昏、口干口苦好转，脉沉缓，守前方继续服用 2 周后自觉无明显不适，后改用洛丁新 5mg 每日早晨空腹服用，监测血压稳定。

第十七节　瓜蒌五味子汤：
另辟蹊径治肝病，柔肝敛阴降转氨

临床上会经常碰到转氨酶居高不降者，余认为此为肝阴不足，伤及肝阳，肝木克脾所致；或为肝炎邪毒稽留，进一步伤及肝脾而为。

【组成】

全瓜蒌 30g，五味子 15g，山楂 20g，白芍 20g，乌梅 10g，山茱萸 15g，黄芪 10g，白术 15g，丹参 15g。

【方解】

根据近代药理研究，五味子具有降转氨酶功效，但容易反复。余临床上发现可选用多味酸药以滋肝补肝，如五味子、山茱萸、山楂、乌梅等降酶之品，降酶效果较佳但病情容易反复。究其原因，单用酸味补之极易造成邪气残留。余在临床反复筛选，发现在补酸的基础上，重用瓜蒌以泄浊，可达到补中有通、通中有补的作用，既能清热润燥，又能疏肝缓急。诸药合用，使补中有散，祛邪而不伤正。另外，肿瘤患者放化疗之后可出现转氨酶升高，此时用上方亦能起到很好的降酶作用。

【临证心悟】

临床上会经常碰到转氨酶居高不降者，余认为此为肝阴不足，伤及肝阳，肝木克脾所致；或为肝炎邪毒稽留，进一步伤及肝脾而为。应用本方时应抓住患者以下几个特点：转氨酶居高不降，大便黏滞不爽，舌苔厚腻，脉濡或弦滑。

很多医家质疑全瓜蒌滑肠，便溏者应慎用之，然肝功能异常者大

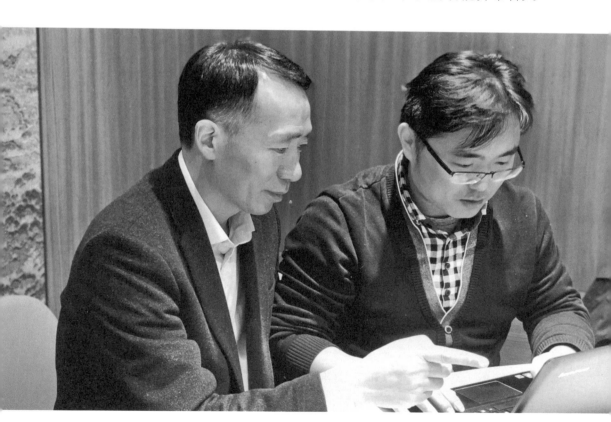

便常表现黏滞不爽，用之切当。全瓜蒌乃皮、籽、瓤三者同用，可起到补泻同调之效，其功在通络，药后多可获大便爽下、脘胀得舒之效。

在慢性肝炎治疗过程中经常遇到转氨酶居高不降的情况，常规治疗方法如清热解毒法，即夏枯草配蒲公英、垂盆草配桑寄生、重用赤芍配丹参等，这些配伍方法对于急性肝炎伴转氨酶升高者疗效甚佳，而对于慢性肝炎伴转氨酶小于100者疗效差。《金匮要略》曰：治肝之法"补用酸，助用焦苦，益用甘味之药调之"。余从补肝用酸中悟出，酸药能补肝之体，对降酶有特效，故选用制瓜蒌五味子汤。需要指出的是，瓜蒌五味子汤治疗药物性肝炎降酶效果非常明显，并且不容易反复。

【验案集粹】

案1 单某，男，35岁。2016年5月16日初诊。

现病史：乙肝病史5年，未正规治疗。实验室检查：乙肝表面抗原371.2，乙肝e抗原98.0，乙肝核心抗体8.35，谷丙转氨酶251U/L，谷草转氨酶96U/L，口干，腰酸，小便黄，大便偏干，舌根白腻，脉沉弦细滑。

辨证：少阳太阴合病。

治法：柔肝敛阴。

方药：瓜蒌五味子汤加减。

柴胡10g，黄芩9g，半夏12g，瓜蒌30g，五味子15g，山楂20g，白芍20g，乌梅10g，山茱萸15g，黄芪10g，白术15g，丹参15g，甘草6g。15剂。

二诊：近日复查肝功能，谷丙转氨酶218U/L，谷草转氨酶92U/L，大便正常，无口干。继续上方14剂。后复查谷丙转氨酶为49U/L。

案2　魏某，女，27岁。2017年1月12日初诊。

现病史：患者既往有多囊卵巢综合征，胰岛素抵抗，形体肥胖，月经50天未至，因服用西药出现乏力，腹胀，肝功能检查示：谷丙转氨酶68U/L。遂求治于中医。口干口渴，腹胀，大便黏滞不爽，舌苔白腻，脉两关弦偏滑，尺弱。

辨证：少阳太阴合病。

治法：枢利少阳，柔肝敛阴。

方药：瓜蒌五味子汤加减。

柴胡10g，黄芩9g，半夏12g，瓜蒌30g，五味子15g，山楂20g，白芍20g，乌梅10g，山茱萸15g，黄芪10g，白术15g，丹参15g，甘草6g，生姜15g，大枣15g。7剂。

二诊：服药1周后复查谷丙转氨酶降至51U/L。继用上方巩固治疗。

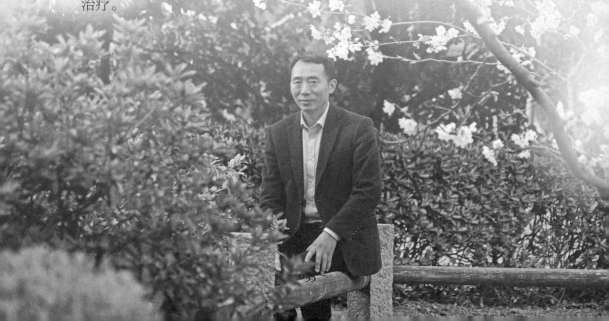

第十八节 五石散：
结石当从金石取，利湿泄浊是大法

> 胆结石在临床中极为常见。余常运用《金匮要略》硝石矾石散加味组成复方，命名为五石散治疗胆结石，经过临床使用疗效满意。

【组成】

硝石10g，玄明粉10g，明矾15g，海浮石30g，三七10g，滑石30g，大黄6g，郁金30g，鸡内金40g。先将海浮石、滑石、大黄、郁金、苍术打粉，硝石、玄明粉、明矾、三七另研后入，储瓶备用。用时每次5g，以金钱草30g煎水冲服，饭后服用，日2次。

【方解】

余通过大量的临床实践总结出胆结石效方——五石散。方中大黄、芒硝荡涤肠胃，泻下排石；海浮石体轻上浮，长于清肺化痰，又能软坚散结；滑石清热利湿，通利九窍；三七化瘀止痛；郁金、鸡内金利胆排石，诸药相伍，共奏清热利湿、消石祛瘀之效。一般余在胆结石

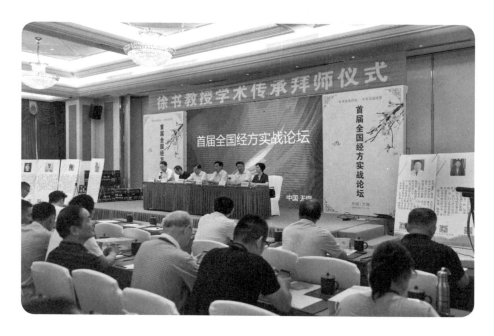

的治疗中，当胆结石＞1cm时，汤药与散剂同用，可使大结石裂解变小，以免除患者手术之痛。有一点需注意，肾功能异常者慎用本方。

【临证心悟】

　　胆结石在临床中极为常见。余常运用《金匮要略》硝石矾石散加味组成复方，命名为五石散治疗胆结石，经过临床使用疗效满意。

　　胆结石属于临床常见病，对于临床直径小于1cm的结石，可以单纯采用中药排石，但时机很重要，对于结石继发感染，出现胁下急，可用大柴胡汤。对于虚寒型的结石，可用当归四逆汤。结石属有形之物，病在六腑，总的病机为肝胆气滞，湿热内结，胆汁瘀阻，熏蒸为石。硝石矾石散是仲景治疗结石的名方，以石治石，可以促进石头的裂解。

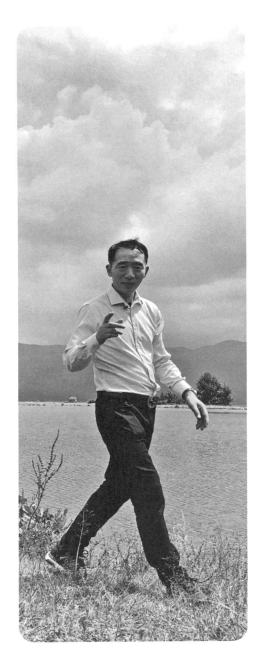

【验案集粹】

季某，女，48岁。2015年6月17日初诊。

现病史：胃部疼痛半年余，体检提示：胆结石0.9cm。平素月经量少，口不干不苦，大便正常，畏寒，右胁部时胀痛，舌淡苔白，脉两关弦细弱。

辨证：厥阴虚寒。

治法：温经散寒，利胆排石。

方药：当归四逆汤合五石散加减。

当归10g，桂枝10g，白芍10g，细辛3g，甘草6g，通草10g，鸡内金30g，平地木15g，郁金10g，大黄5g，附子7g，生姜20g，红枣20g。10剂。

另服五石散，每次5g，日2次。以上方连续服用2个月，B超复查示已无结石。

第十九节 青矾散：

谢氏家传青矾散，专攻湿热黄疸病

此方系灌云县谢家家传方，主治急性黄疸型肝炎。余偶得之，试用于急性肝炎引起的黄疸、慢性黄疸型肝炎、胰头肿瘤引起的黄疸皆有一定的疗效。

【组成】

青黛5份，黄柏4份，矾石3份，鸡蛋清1份。

将青黛、黄柏、矾石按比例研成细末，每次0.5g，并用鸡蛋清调成糊状冲服，每日3次。

【方解】

青矾散由青黛、黄柏、矾石组成。青黛咸寒入肝经，能清热凉血解毒，可清肝胆之气，散五脏郁火，有利于肝胆退黄。矾石味酸涩寒，入脾、胃、大肠经，能燥湿祛顽痰，利水通胆汁入肠胃。黄柏味苦寒，入心、肝、胃、大肠经，能凉心、清肝胆、解毒，并有燥湿作用，三药合用，共奏化湿祛痰、清热退黄之功效。鸡蛋清为血肉有情之品，在此处主要功效为保护胃黏膜膜，防止苦寒伤胃。

【临证心悟】

此方系灌云县谢家家传方，主治急性黄疸型肝炎。余偶得之，试用于急性肝炎引起的黄疸、慢性黄疸型肝炎、胰头肿瘤引起的黄疸皆有一定的疗效。

黄疸虽有寒、热、虚、实之分，但湿热型黄疸临床最为多见。正如《金匮要略·黄疸病脉证并治》所言："黄家所得，从湿得之。"而湿热型黄疸又分湿重和热重，仲景也提出了治黄疸之大法，指出湿重者茵陈五苓散主之，热重者大黄硝石汤主之。

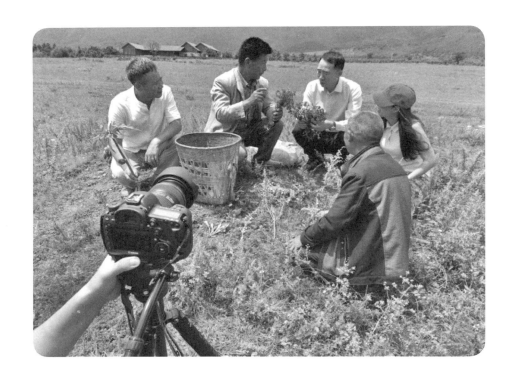

【验案集粹】

王某，男，36岁。2015年4月20日初诊。

现病史：神疲乏力半月，伴口渴，纳差，小便赤少，大便干结，面目出现轻度黄染，急去人民医院就诊。查谷丙转氨酶515 U/L，考虑"急性肝炎"，建议住院治疗。患者经朋友介绍，来门诊治疗。时口干口渴，腹胀，大便干结，舌苔黄腻，脉弦数。

辨证：湿热内盛。

治法：清肝利胆。

处方：青矾散。

2周以后复诊，患者轻度口干，无口渴、腹胀现象，黄染消失，复查谷丙转氨酶降至75 U/L，继用上方7天后，复查谷丙转氨酶39 U/L。

第二十节 鳖甲生化丸：
鳖甲生化软坚剂，肿块积滞一并消

> 余总结出补、疏、清、活、磨、消六法合用，目的在于消补兼施，以冀将积块消失于无形之中，故总结出鳖甲生化丸。

【组成】

醋鳖甲200g，人参100g，土鳖虫60g，醋穿山甲60g，醋莪术60g，醋延胡索20g，姜黄60g，醋制香附30g，郁金30g，虎杖30g，炒五灵脂30g，三七50g，海藻50g，血竭10g，茯苓100g，山药100g，白术60g，焦栀子30g，山茱萸50g，枸杞子60g，金铃子炭30g，水红花子60g，鸡内金40g。

上方共为细末，以大腹皮60g煎水，和丸药如梧桐子大，每服8g，日2次。

【方解】

肝脾肿大乃有形之疾，病在血分，攻补两难。历代医家所提出的治疗方法，如仲景鳖甲煎丸、吴鞠通化癥回生丹、朱良春的复肝丸，皆从肝入手，以疏肝理气、行气活血、软坚散结、疏肝和胃为大法，有一定疗效。

余认为，肝脾肿大其病机乃肝血瘀滞，血瘀气滞，其治法当循鳖甲煎丸之法，度活血消痞，化瘀消癥。然仲景告诫我们：治肝当先实脾，治当补用酸，助用焦苦，益以甘味以调之，与缓中补虚同用。

本方重用鳖甲以益阴除热，软坚消痞，破瘀散结，历代医家皆称此药"善消肝脾肿大"。《医学衷中参西录》云：莪术"性微温，为化瘀血之要药。以治男子痃癖，女子癥瘕，月经不通，性非猛烈而建功甚速"。穿山甲味咸，微寒，善于祛瘀散结，通经下乳，消肿排脓。余在临床中体会，本品善于通经络、消瘀散结，痈疽肿毒初起者可使内消，已成者则可拔毒提脓，又可生肌敛疮。鸡内金与穿山甲配伍，组成鸡甲丸善消腹内肿块。土鳖虫咸寒、有小毒，破瘀攻坚之力较强，余常用来治疗血瘀经闭，癥瘕积聚，腹中痞块。血竭甘、咸，平，具有活血定痛、化瘀止血、敛疮生肌之功。海藻苦、咸，寒，善于软坚散结，消瘿破癥，可用于痰核、瘿瘤和各种癌症。运用海藻时应注意两点：一是剂量要大，余常用到 30～60g；二是用海藻时一般与甘草配伍，比例一般 2:1，取其相反相及之功。五灵脂配金铃子炭、延胡索，活血散瘀之力甚强，可常用于心腹瘀血作痛。香附、郁金、姜黄取其疏肝理气、散结之力。三七善于止血、散瘀、定痛。虎杖既能利湿清热，又能散瘀止痛。水红花子善散血消癥，人参、山药、白术与茯苓健脾益气。山茱萸与枸杞子平补肝脾，栀子清三焦之火，配合大腹皮下气消肿，可利气壅失运之水停。

【临证心悟】

　　肝脾肿大者，属中医积聚范畴，多由慢性肝炎、早期肝硬化所致。肝为刚脏，体阴而用阳，是肝木自然之生理。脾为生化之源，生化充足，则肝所养，若六淫外感邪气所伤，或为喜、怒、忧、思、悲、恐、惊七情内伤，或为饮食劳倦所伤，或为失治误治，或为药毒所

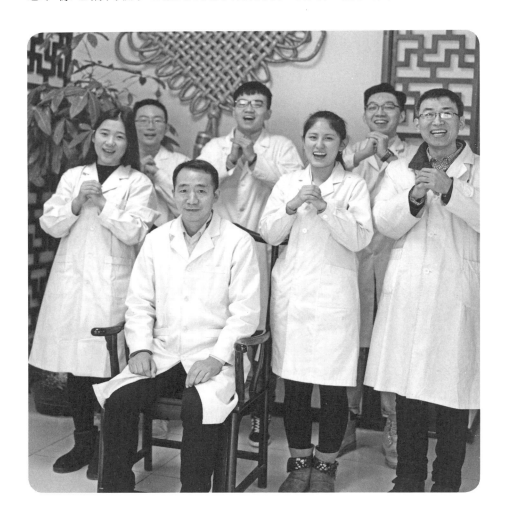

伤，无论感受何种病邪，皆会导致肝失条达，气机不畅，日久由气及血，始病在肝，继病在脾，脾失生化之源。肝脉布两胁，肝脏瘀血与气逆相并，瘀阻胁下，积块而成。

从临床实践来看，这类患者常常表现以下两者情况：一是面色萎黄，体瘦，乏力；二是腹部坚满，脉络怒张，舌暗脉涩。早期由气及血，晚期血瘀气滞。然久病结成积聚者，非攻伐无以消散，遵《内经》"结者散之，留者攻之"之法。

故余总结出补、疏、清、活、磨、消六法合用，目的在于消补兼施，以冀将积块消失于无形之中，故总结出鳖甲生化丸。

余在临床中体会，脾大可重用鳖甲、牡蛎、三棱、莪术来散结消肿。肝大，常用姜黄、郁金、枳壳、厚朴、当归来养血行气散结。国医大师朱良春善用虫类治疗顽疾，虫类药皆水飞灵窜，介类搜剔，特别是水蛭、穿山甲、血竭、土鳖虫等，善破瘀散结，消肿止痛，有良效。

【验案集粹】

王某，男，40 岁。2016 年 3 月初诊。

现病史：右胁疼痛伴胃胀 3 月。患者既往患慢性肝炎 10 年，时轻时重，一直以西药抗病毒治疗。近 3 个月来，出现胁痛、胃胀，在无锡某医院行 B 超检查，考虑"肝硬化伴脾肿大"。刻下，右胁部疼痛拒按，精神萎靡，倦怠乏力，形瘦，口苦，纳差，舌暗，苔黄腻，脉浮细滑。

辨证：血瘀气滞，正气虚损。

治法：活血祛瘀，补正化结。

方药：膈下逐瘀汤加味。

黄芪60g，当归10g，川芎10g，赤芍10g，平地木15g，猫人参50g，丹皮10g，乌药6g，香附10g，枳壳10g，延胡索10g，五灵脂10g，甘草10g。14剂。

同时服用鳖甲化生丸，每次8g，1日2次。

二诊：两胁胀痛及腹胀明显减轻，口苦消失，食欲佳，仍感无力，舌苔渐退，脉浮细弦。予参芪丹鸡黄精汤加味。

黄芪60g，党参10g，白术30g，鸡血藤30g，鸡内金20g，山楂30g，当归10g，土鳖虫10g，白芍10g，熟地黄30g，丹参20g，枸杞子30g，佛手10g，黄精30g，五味子10g，山药10g，砂仁10g，陈皮10g。14剂。

以此方进退150剂，同时服用鳖甲化生丸。

复查B超显示：轻度肝硬化，脾肿大消失。继以鳖甲化生丸巩固治疗。

参芪丹鸡黄精汤系方药中老先生的经验方，有疏肝解郁、活血行气消积之功，可用于肝炎、肝硬化等以正虚表现为主者。

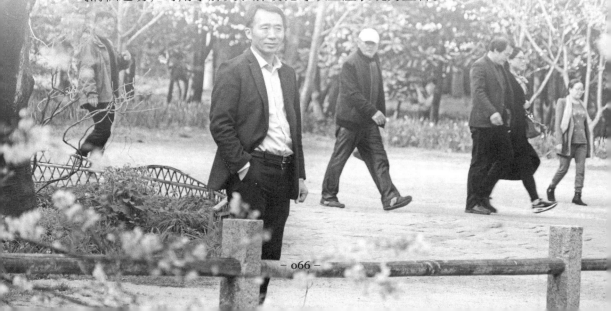

第二十一节 加味桂枝茯苓丸：
仲景遥授癥瘕方，活血消瘀顺气机

> 余总结治疗子宫肌瘤，当益气活血、化瘀消癥，故总结出加味桂枝茯苓丸，治疗肌瘤有良效。

【组成】

党参10g，黄芪30g，桂枝10g，茯苓10g，赤芍10g，丹皮10g，桃仁10g，水蛭15g，土鳖虫10g，蟑螂10g，乌药10g，沉香3g，茴香10g，南山楂10g，鳖甲10g，炒牵牛10g。

加减法：腰酸、怕冷者，加麻黄3g、附子10g、细辛3g；月经量少者，加阿胶10g。

【方解】

余总结治疗子宫肌瘤，当益气活血、化瘀消癥，故总结出加味桂枝茯苓丸，治疗肌瘤有良效。

胞宫属三阴之地，为任冲二脉所经之处，妇人经、带、胎、产，气血极易损伤，加之情绪异变，外感内伤，易形成癥瘕积聚之症。正如《妇人良方大全》所言："妇人腹中瘀血者，由月经闭积，或产后余血未尽，或风寒滞瘀，久而不消，则为积聚癥瘕矣。"

《金匮要略》治疗妇科杂病有两个方，即桂枝茯苓丸与温经汤，余从中悟出治疗肌瘤之大法。

桂枝茯苓丸是治疗瘀血留结胞宫，妊娠胎动不安，漏下不止，血色紫黑晦暗，腹痛拒按之症。此病用丸药，丸者缓也。本证的瘀血，一般属陈旧性瘀血，所以用缓攻的办法。这是遵循《内经》之言"大积大聚，其可犯也，衰其大半而止，过则死"的原则。仲景治疗瘀血新症，常用桃核承气汤或下瘀血汤来治，可一攻而下。

温经汤是治疗年过七七而地道未闭，下血数十日不止者，其表现的症状有：暮即发热，少腹里急，腹满，手掌烦热，唇干口燥。从所用的方药来看，主要针对虚实两个方面，虚主要是阴血虚，冲任亏损，实证主要是胞宫寒凝，瘀血内结。本方给了我们临床很多提示：癥瘕积聚之人大都既有虚的一面，又有实的一面，故在用药方面，要虚实同调，同时填补奇经。

【临证心悟】

子宫肌瘤既有虚（气血虚）的一面，又有实（瘀血、寒凝）的一面，还有任冲亏虚。余体会子宫肌瘤分为两种：一种是肉瘤，向子宫外面生长的，此种治疗起来比较困难；一种是向宫内生长的，以血瘀为主的，对于这种情况，治疗效果非常好。判断的方法，肉瘤一般对月经无任何影响，第二种情况的，这类患者往往伴有痛经、月经有血块、舌紫暗、脉细涩等。

余总结，子宫肌瘤的治疗当以益气化瘀为主。可以把桂枝茯苓丸作为底方，在此基础上加党参、黄芪以益气，并重用水蛭破除积瘀，专入血分而不损气分，散结而不损正气之效，其功力峻猛。土鳖虫活血散瘀，消癥破坚，疗伤定痛。朱良春先生谓此药最能化瘀血，又能补损伤。蟅螂，《神农本草经》谓其"主血瘀癥坚，寒热，破积聚，喉咽闭"。余从仲景的大黄蟅虫丸中得到很多启示，特别是虫类药的应用，如水蛭、土鳖虫、蛴蟭配生地黄、白芍，补血与化瘀同用。黄芪配三棱、莪术能开胃进食，调血和血。海藻和昆布软坚清热，除胀

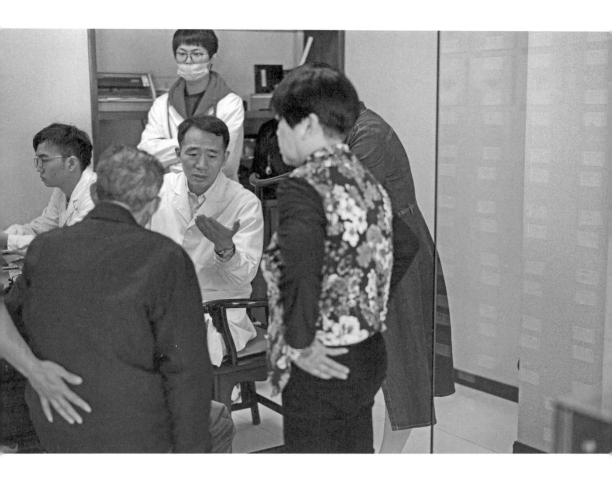

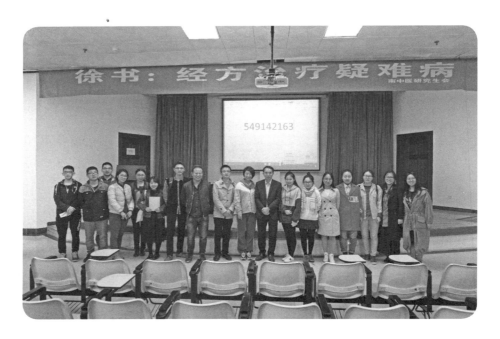

破癥瘕，利水通闭。鳖甲和龟甲滋阴潜阳，软坚散结。血瘀常常导致气滞，故在化瘀同时要配合理气药，余筛选沉香、乌药、小茴香等专入下焦。若伴有乳房胀痛，加青皮、陈皮。

子宫肌瘤的治疗应注意三点：①经前应控制出血；②经期量多应固摄止血；③经后当以软坚消癥为主。

【验案集粹】

蒋某，女，50岁。2015年3月7日初诊。

主诉：月经淋沥不尽，伴乳房胀痛半年。

现病史：右侧乳房疼痛，乏力，月经淋沥不尽，色紫，有血块，口干，时有口苦，舌胖苔白，右寸关弱，尺涩。曾在人民医院B超诊断：子宫肌瘤 2.3×1.7cm，宫颈小囊肿 0.7×0.6cm，右侧附件囊肿

3.5×3.0，右侧乳腺导管扩张，双乳小叶增生。

辨证：气虚夹瘀。

治法：理气化瘀。

方药：加味桂枝茯苓丸加味。

党参10g，黄芪24g，乌贼骨10g，茜草10g，桂枝10g，茯苓30g，桃仁10g，赤芍10g，丹皮10g，炒蒲黄10g，生地榆20g，炒黄芩10g，夏枯草20g，蒲公英20g。15剂。

二诊：药后出血止，乏力好转，乳房仍然疼痛，仍以加味桂枝茯苓丸治疗。

黄芪30g，桂枝10g，茯苓10g，赤芍10g，丹皮10g，桃仁10g，水蛭15g，土鳖虫10g，蟑螂10g，乌药10g，沉香3g，茴香10g，南山楂10g，鳖甲10g，炒牵牛10g。15剂。同时口服醋制胶囊（系余之经验方）。

后随证加穿山甲、海藻、昆布、花粉等味。6月27日复查子宫肌瘤缩小至1.7cm，宫颈囊肿、右侧附件囊肿全部消失。

同年9月20日复查子宫肌瘤完全消失，乳腺导管完全消失。

第二十二节　加味当归四逆汤：
痛经多从虚寒看，化瘀止痛看加减

临床中，痛经者大多伴有面色㿠白、身冷恶寒、四肢酸软无力、舌淡暗、苔白、脉沉迟细弱或沉弱者，当归结于厥阴虚寒之证候，余治以加味当归四逆汤。

【组成】

当归 15g，桂枝 12g，白芍（酒炒）15g，细辛 6～15g，大枣 18g，通草 9g，炙甘草 6g，肉桂 9g，乌药 9g，艾叶 6g，吴茱萸 9g，要加白酒同煎。

【方解】

当归四逆汤以桂枝汤去生姜，倍大枣，加当归、通草、细辛组成。方中当归甘温，养血和血；桂枝辛温，温经散寒，温通血脉，为君药。细辛温经散寒，助桂枝温通血脉；白芍养血和营，助当归补益营血，共为臣药。通草通经脉，以畅血行；大枣、甘草，益气健脾养血，共为佐药。甘草兼调药性而为使药。在此方基础上加肉桂、乌

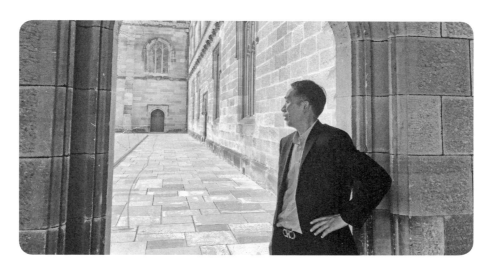

药、艾叶、吴茱萸，重在理气散寒。在使用技巧上，特别是剂量的配伍上余总结出当归、白芍、细辛用量必须相等，才能取得很好的疗效。当归、白芍补血敛阴，细辛辛散，三药相等，既能补归芍补敛之力，还能引经直达病所。细辛虽辛散力强，而有归、芍补敛之力，可以抑制细辛辛散过猛之弊，相互为使，效力更增。当归四逆汤是升肝阳之法，既能补血又能升能散，寒热温平，面面俱到。

【临证心悟】

痛经是指妇女行经前后或月经期出现下腹疼痛、坠胀，伴腰酸或其他不适。西医学将痛经分为原发生性痛经和继发性痛经。特别是膜样痛经，疼痛比较剧烈，一般方法难以取效。无论何种痛经，其病位均在少腹，多以少腹痉挛疼痛为主要临床表现，虽有气滞、血瘀、寒凝、血虚等病因，然属寒者，十见七八。正如《素问·举痛论》云："经脉流行不止，环周不休，寒气入经而稽迟，泣而不行，客于脉中则气不通，故卒然而痛。"

临床中，痛经者大多伴有面色㿠白、身冷恶寒、四肢酸软无力、舌淡暗、苔白、脉沉迟细弱或沉弱者，当归结于厥阴虚寒之证候，余治以加味当归四逆汤。

女子以肝为先，厥阴之脉绕阴器抵少腹，痛经患者大多素体血虚，常常因冷受寒，阴寒侵袭，厥阴阴寒太胜，所以选用加味当归四逆汤，温而能散，补而有通，临床用之，疗效颇佳。此外，厥阴虚寒常与血瘀"狼狈为奸"，故凡经来有血块者，皆可合用失笑散。

治疗痛经，止痛是关键。那么能否用药物有效缓解疼痛，这其实是考验一位中医医师的基本功是否扎实。

余总结出三步法来止痛：第一步，对于轻度疼痛者，在辨证方的基础上加金铃子散，即川楝子配延胡索；第二步，加葛根、钩藤，能解除痉挛；第三步，经上述两步治疗无效时，可加九香虫、乳香、没药。

另外，血竭也是缓解痛经疼痛的特效药。《本草新编》载："治跌打伤损，消恶毒痈疽，专破积血，引脓，祛邪气止痛，外科多用之。然治诸痛，内治实神效。"余在治疗痛经中常加血竭 1～2g 装胶囊内服，与汤药相伍，疗效倍增。

解除疼痛还有一种外用方法，即用香附、制川乌、制草乌、艾叶、茴香炒热外敷。

对于痛经重症患者，诸药无效，可用经方乌头赤石脂汤，此方对阴寒痼结之痛经有良效。

痛经中膜性痛经最难治，其以疼痛剧烈，经血中夹有膜片状瘀块为特征。有时瘀血堵塞宫颈口不能排出，痛甚者，辗转呼号。膜样痛经多恶血积久，阻滞胞中，凝结成块，不通则痛，故化瘀止痛为治标之法。余治疗此病时，第一要破瘀，加蒲黄、五灵脂；第二借用南京中医药大学夏桂成教授经验，重用葛根、钩藤止痛。

【验案集粹】

吕某，女，28 岁。2017 年 2 月 24 日初诊。

现病史：痛经 10 年。月经色黑，有血块，手足冷，末次月经 2 月 17 日，舌胖大，脉弦细。

辨证：厥阴虚寒。

治法：温经散寒。

方药：当归四逆汤加味。

当归 10g，桂枝 10g，炒白芍 10g，细辛 10g，甘草 6g，通草 10g，蒲黄 10g，五灵脂 10g，益母草 30g。15 剂。

药后疼痛明显好转，上方加血竭 2g 冲服。继用上方两月，诸症消失。

第二十三节 加味胶艾四物汤：
固崩止漏分期论治，多虚多瘀是为方向

　　余总结崩漏之因，主要是冲任受损，不能统摄。治疗顽固性崩漏当补气补血，固摄冲任，方用加味胶艾四物汤，经过临床使用疗效满意。

【组成】

　　生地炭 30g，熟地炭 30g，当归 10g，白芍 15g，川芎 6g，乌梅炭 10g，干姜炭 5g，荆芥炭 9g，地榆炭 20g，棕榈炭 10g，血余炭 10g，阿胶 10g，艾叶炭 10g，断血流 60g，甘草 6g。

【方解】

　　崩漏是指经血非时暴下不止或淋沥不尽。余总结崩漏之因，主要是冲任受损，不能统摄。治疗顽固性崩漏当补气补血，固摄冲任，方用加味胶艾四物汤，经过临床使用疗效满意。此方生、熟地黄用量最大，白芍次之，当归再次，川芎最次。此为四物汤重在补血，补中有通，气血归经，周而复始。艾叶炭暖宫止血，阿胶补冲任之虚损，荆

芥炭、血余炭、棕榈炭、地榆炭均能收敛止血，但血余炭既能止血，又能化瘀，具有止血不留瘀的特点。断血流可收敛止血，用于各类出血证，用时剂量要大。

方中用炭药来止血。生地黄、熟地黄炒炭既能补血，又可止血。乌梅炒炭可引相火入厥阴，干姜炒炭既能温中止血，又能引相火入太阴。

炭类药止血疗效非常好，但是应用时要掌握一个原则，即当崩漏伴有腹痛的时候尽量不要用炭类，应首选益母生化汤。余应用益母生化汤有一个技巧，就是方中要重用益母草，可用至30g，当归20～24g，其他药皆5g。

加减法：

1. 腹痛者，去川芎。

2. 血多者，当归减量。

3. 血虚者，加当归、黄芪、升麻。

4. 下血有块者，加蒲黄、五灵脂。

5. 暴崩大出血者，加人参、附子、龙骨、牡蛎。

【临证心悟】

崩漏，西医也称功能失调性子宫出血，简称功血。功血又分为青春期功血、育龄期功血和更年期功血三种，所以在治法上也有差异。余治疗青春期功血，常用益气清热固冲汤；治疗育龄期功血，常用固冲汤；治疗更年期功血，常用加减当归补血汤。

治疗青春期崩漏的益气清热固冲汤，是余当年跟随名老中医姚宇晨老先生学习时，姚老善用的经验方。其药物组成为：太子参10g，黄芪 24g，黄芩 9g，仙鹤草 30g，生地榆 20g，贯众炭 15g，荆芥炭 12g，小蓟 30g。余验之临床疗效颇佳，兹以备述以供同道参考使用。

【验案集粹】

孙某，女，34 岁。2016 年 8 月 13 日初诊。

现病史：月经淋沥不尽 3 个月，曾接受西医治疗，无明显疗效。医院建议刮宫治疗，患者遂求治于中医。面黄，乏力，口不干，舌苔白腻，脉沉弱。

辨证：气血两亏，冲任不固。

治法：补益气血，调理冲任。

方药：加味胶艾四物汤加减。

生地炭 30g，熟地炭 30g，当归 10g，白芍 15g，川芎 6g，乌梅炭 10g，干姜炭 5g，荆芥炭 9g，地榆炭 20g，棕榈炭 10g，血余炭 10g，阿胶 10g，艾叶炭 10g，断血流 60g，甘草 6g。7 剂。

二诊：患者自诉药进 5 剂，出血即止，仍感乏力，上方加党参 10g，黄芪 30g，白术 30g。

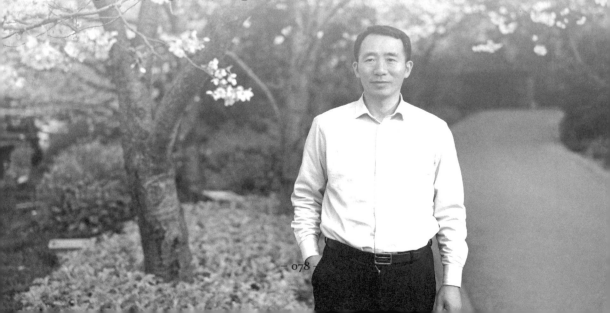

第二十四节 加味三棱莪术汤：
乳中肿块气滞调，水寒木郁是根本

余认为，乳中肿块为外邪与气血相搏日久形成，治疗当以活血行气，化瘀散结为大法，故总结出加味三棱莪术汤。以此为基础，随证加减，可取佳效。

【组成】

三棱 10g，莪术 10g，水蛭 10g，花粉 10g。

【方解】

余思之，乳房肿块乃肝气郁结，肝郁克脾，水湿停留化痰，因乳头属肝，乳房属胃，郁结日久，乳络受阻，痰湿积聚，由气及血，冲任失调，则诸证丛生，形成癥块。

此为有形之疾，难以速愈，故乳腺肿块当以软坚散结、活血化瘀、清热解毒为大法。余早年读张锡纯《医学衷中参西录》，张氏云三棱、莪术为化瘀血之要药，性非猛烈而建功甚速，其行气之力可治一切血凝气滞之证。三棱、莪术性近和平，而以治女子瘀血，虽坚如铁石，

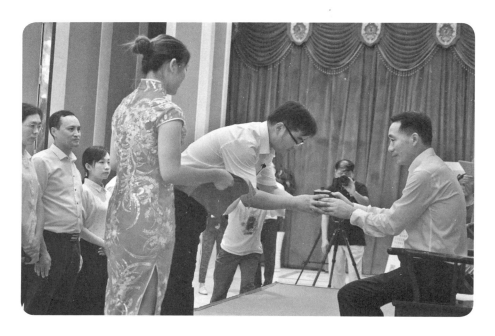

亦能徐徐消除。水蛭善入血分，为噬血之物，故善破血，其色黑，又善破冲任中之瘀。花粉，瓜蒌根也，大凡藤蔓之根，皆能通行经络，性凉而润，解一切疮家之热毒。余于此四味药基础上辨证加减，治疗各类乳房肿块疾病皆有良效。

【临床心悟】

余认为，乳中肿块为外邪与气血相搏日久形成，治疗当以活血行气，化瘀散结为大法，故总结出加味三棱莪术汤。以此为基础，随证加减，可取佳效。

乳中肿块相当于西医学的乳腺增生、乳房纤维瘤、乳腺癌，是目前临床常见病、多发病之一，其属中医乳核、乳癖、乳岩的范畴。外感、内伤皆能致病，治疗起来颇为棘手。在治疗上，余常将本病的治疗分为整体治疗和局部治疗。整体治疗分为以下类型：气血两虚型，肾阳虚衰型，肝气郁结型。这三种类型多常见，临床辨证当中常用八珍汤、麻黄附子细辛汤、柴胡疏肝散治疗。局部肿块的治疗即加味三棱莪术汤。

【验案集粹】

范某，女，30 岁。2017 年 7 月 14 日初诊。

主诉：乳房胀痛 3 月。

现病史：乳腺胀痛，月经来之前加剧，腰酸，口干，怕冷，舌淡胖暗，苔腻，脉沉弱。曾于上海医院 B 超诊断"双乳腺多发性纤维瘤"。

辨证：少阴虚阳上浮。

治法：温肾化瘀。

方药：麻黄附子细辛汤合加味三棱莪术汤。

生麻黄 3g，制附子 7g，细辛 5g，夏枯草 20g，僵蚕 10g，香附 10g，郁金 10g，砂仁 10g，龟甲 10g，炮姜 10g，生牡蛎 30g，白芥子 20g，三棱 10g，莪术 10g，水蛭 10g，花粉 10g。

患者坚持以此方加减治疗，至 2018 年 1 月 12 日，检查左乳乳腺纤维瘤消失，右乳可见 1cm×1.5cm 大小结节，继用本方巩固治疗。

第二十五节 二陈消瘰汤：
肿物包块属痰湿，二陈消瘰打底方

> 余总结痰瘤之病因乃肺、脾、肾三脏功能失调，导致津液不能输布运行，聚而为痰，痰随气行，窜于皮下，则成痰核；窜于五脏，痰阻髓道，气血瘀滞，经络不通则形成结节癌肿，日久则发生疼痛。余通过大量的临床实践总结出痰瘤效方——二陈消瘰汤。

【组成】

半夏 12g，茯苓 30g，陈皮 10g，甘草 6g，玄参 10g，贝母 20g，牡蛎 30g，白芥子 10g。

【方解】

本方由二陈汤及消瘰丸化裁得之。二陈汤见于《太平惠民和剂局方》，乃化痰之祖剂。消瘰丸见于《医学心悟》所载，由玄参、贝母、牡蛎组成。《药性赋》载玄参具有"散瘿瘤瘰疬"之功，《本草纲目》云牡蛎具有"消疝瘕积块，瘿疾结核"之效；甄权云贝母有"治项下瘤瘿疾"之力。此二方一个可以化痰，一个可以软坚消瘤，故组成二陈消瘰汤，用于各种原因引起的痰核、内脏肿瘤等症皆有良效。

加减方：

1.气虚者，重用参芪以补肺、脾、肾三脏之气，气行则血行，气化则痰消。

2.瘀血重者，可加当归、丹参、乳香、没药。

3.痰核瘀滞较重者，可加炮山甲、地龙、全虫、制马钱子以通络化瘀。

4.阳虚者，加鹿角片。

5.肿块坚硬者，加四味软坚汤及三棱、莪术、海藻、昆布。

【临证心悟】

痰瘤之证，其病机在于，三脏（肺、脾、肾）亏虚为本，津液停留，外感六淫之邪与津液互结而形成热痰、寒痰之候。痰阻髓道，气血瘀滞，经络不通则形成结节肿块。

《临证备要》云："腋下结核如卵，皮质不变，多因肝气痰浊，凝滞而成，俗称痰核。"余总结痰瘤之病因乃肺、脾、肾三脏功能失调，导致津液不能输布运行，聚而为痰，痰随气行，窜于皮下，则成痰核；窜于五脏，痰阻髓道，气血瘀滞，经络不通则形成结节癌肿，日久则发生疼痛。余通过大量的临床实践总结出痰瘤效方——二陈消瘰汤。

余临床中虽多以消瘰丸治阴虚火旺之证，然凡阳虚者，可配伍附子、鹿角片，或合阳和汤，寒热同用，其功效更佳。

【验案集粹】

吴某，女，67岁。2017年8月21日初诊。

现病史：发现颈部两侧多发性淋巴结肿大，左侧颈部有一枚如鸡蛋大，右侧颈部有三枚如葡萄大小，右侧腋窝淋巴结肿大，就诊于无锡第一人民医院，考虑为淋巴瘤可能，建议手术治疗，患者拒绝，遂求治于中医。刻下双侧颈部淋巴结肿大，口干口苦，大便黏腻不爽，舌质偏红苔白腻，脉弦细滑。

辨证：少阳夹痰。

治法：和解少阳，清气化痰。

方药：二陈消瘰汤加减。

柴胡10g，黄芩9g，党参10g，半夏12g，甘草6g，牡蛎30g，茯苓30g，陈皮10g，玄参10g，浙贝母20g，牡蛎30g，白芥子10g，龙胆草10g，天花粉10g，夏枯草15g，蒲公英20g。14剂。

二诊：药后颈部淋巴结变软，腋窝淋巴结消失，轻微口干，口苦消失，上方加三棱10g，莪术10g，海藻30g，昆布30g。14剂

后以此方随证加减全蝎、蜈蚣、山慈菇、猫爪草等。三月后随访得知，双侧颈部淋巴结消失，至今无复发。

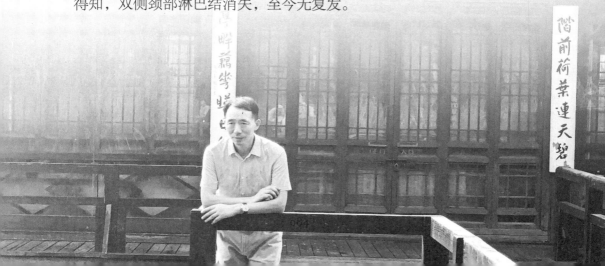

第二十六节 加味芍药甘草汤：
肌肉痉挛从虚瘀，和阴濡养仲景方

余在临床中单纯应用芍药甘草汤治疗肌肉痉挛时效时乏效，后发现部分肌肉痉挛与气虚血瘀关系密切，故制加味芍药甘草汤治之。

【组成】

白芍 60g，甘草 60g，地龙 6g，丝瓜络 10g，黄芪 30g，威灵仙 20g，当归 10g。

【方解】

张仲景制"芍药甘草汤"以治脚挛急，和其阴而濡养筋脉，使筋脉得其滋润，常作为解除肌肉痉挛之底方。然余在临床中单纯应用芍药甘草汤治疗肌肉痉挛时效时乏效，后发现部分肌肉痉挛与气虚血瘀关系密切，故制加味芍药甘草汤治之。

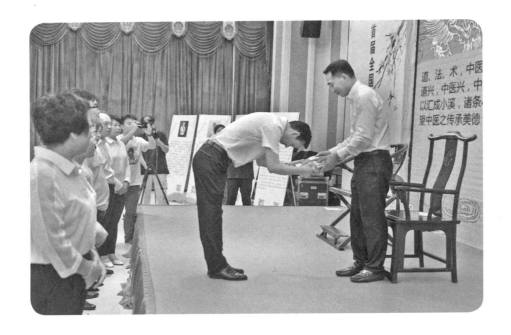

【临证心悟】

腓肠肌痉挛多见于妊娠期女性，或老年患者，仲景芍药甘草汤给我们提供了非常好的治疗思路。芍药甘草汤见于《伤寒论》29条："伤寒，脉浮，自汗出，小便数，心烦，微恶寒，脚挛急，反与桂枝欲攻其表，此误也。得之便厥，咽中干，烦躁吐逆者，作甘草干姜汤与之，以复其阳；若厥愈足温者，更作芍药甘草汤与之，其脚即伸。"

历代医家皆以该法治疗挛急之症，提供了很多典型医案。余在临床中体悟本方取效之关键在于剂量的配伍，如芍药配甘草，一般是取其等量，用量白芍 30 ~ 60g，甘草 30 ~ 60g。此种配伍正体现《内经》补肝用酸，"肝苦急，急食甘以缓之"的思想。当归配黄芪，补气生血，气旺则养肝。加地龙、丝瓜络活血通络，加黄芪益气补虚，加威灵仙善走而不守，故取效甚捷。

【验案集粹】

陆某，女，78 岁。2016 年 4 月 15 日初诊。

现病史：腓肠肌痉挛疼痛半年，时轻时重，每天夜间发作较为明显，劳累后加重，口不干，舌淡苔白，脉弦细紧，沉取无力。

辨证：阳虚不荣，经脉失养。

治法：温阳散寒，缓急痉挛。

方药：加味芍药甘草汤。

白芍 60g，甘草 60g，地龙 6g，丝瓜络 10g，黄芪 30g，当归 10g，威灵仙 20g，附子 5g。10 剂。

二诊：药后发作减轻，出现大便溏，无腹痛，继用上方加龙骨、牡蛎各 30g，继进 10 剂。

三诊：诸症消失，继以原方半量巩固治疗。

第二十七节 加味吴茱萸汤：
青光眼属虚寒证，温通厥阴复聪明

> 余临证常遇青光眼兼见厥阴虚寒证者，可以《伤寒论》之吴茱萸汤加味治疗。

【组成】

吴茱萸 10g，党参 10g，车前子 15g，生姜 10g，红枣 20g。

【方解】

西医将青光眼分为先天性、原发性、继发性青光眼等几种类型，以眼压增高引起的眼睛胀痛、视力模糊为主要症状。另外其发病多伴有头痛、恶心呕吐等厥阴虚寒证候，与吴茱萸汤的病机非常相似，故余从大量的临床中总结出加味吴茱萸汤。

【临证心悟】

余临证常遇青光眼兼见厥阴虚寒证者，可以《伤寒论》之吴茱萸汤加味治疗。

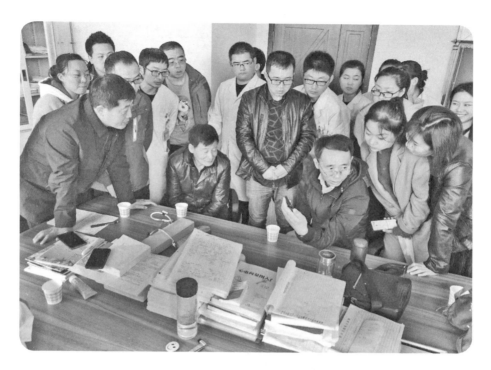

　　水液的代谢靠肾气蒸腾气化，当肾阳虚衰，水寒木郁之时可形成厥阴虚寒证。轻者可见恶心、呕吐、吐涎沫、头痛；重者可凝聚成块，形成肿瘤。正如《内经》所说"阳化气，阴成形"。水得温则化，得寒则凝。吴茱萸汤见于《伤寒论》第378条："干呕吐涎沫，头痛者，吴茱萸汤主之。"此为厥阴虚寒的专方，可破冰解冻，改善脑部及眼底的水液代谢障碍，加利水明目之车前子，治疗青光眼及脑积水，临床用之有佳效。

【验案集粹】

史某，女，17岁。2015年12月20日初诊。

现病史：眼压高4年，视物模糊，眼胀，一直用西药和激素治疗，秋冬季加重，口不干不苦，舌淡苔白，脉弦细。

辨证：厥阴虚寒。

治法：温经散寒，降逆化饮。

方药：吴茱萸汤加减。

吴茱萸 10g，党参 10g，车前子 20g，生姜 10g，大枣 20g。7 剂。

二诊：视物较前清晰，眼胀稍缓解，舌淡苔白，脉弦细，继以此方服用。

三诊：自诉眼压检查结果正常。

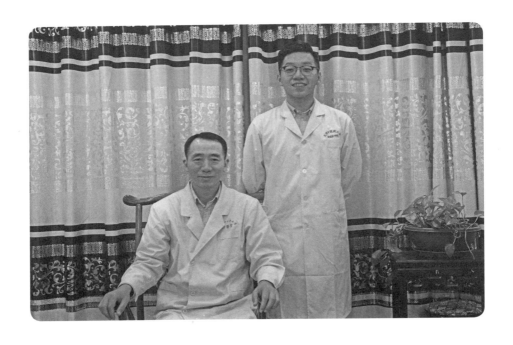

第二十八节 麻附生脉饮：
干眼症从阳虚取，温肾散寒复气化

余从临床中观察发现，很多患者表现眼睛的局部证候如畏光、眼睛干涩、视力模糊，同时又见畏寒肢冷、腰酸等全身虚寒的证候，故制麻附生脉饮，温中有润，治疗干眼症有佳效。

【组成】

麻黄 3g，附子 7g，细辛 3g，红参 10g，麦门冬 10g，五味子 10g，当归 10g，赤芍 10g，白蒺藜 10g，密蒙花 20g，黄芩 9g，生甘草 6g。

【方解】

余总结干眼症其病机属水寒木郁，无力蒸腾气化，津液不能上达所致。其病理特点为眼部局部有热，全身有寒之候，治疗可从温肾阳，清郁热，复气化入手，取效甚佳。

干眼症以眼睛干涩无泪、酸痛或刺痛为主要特点，特别是畏光非常明显，严重影响患者的生活，西医目前在治疗上尚无好的办法。干

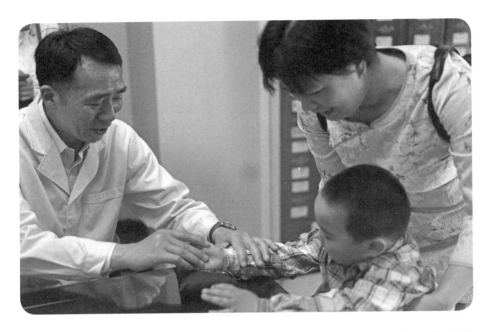

眼症属中医学"白涩症""干涩昏花症""燥证"范畴，其病因为津液亏损、泪液不足。如《诸病源候论·目涩候》中所云："其液竭者，则目涩。"眼睛之所以能够明察秋毫，乃由五脏六腑精气濡养所致。《灵枢·大惑论》曰："五脏六腑之精气，皆上注于目而为之精。"五脏六腑精气充足，精能生血，肝血足，眼则能视万物，察秋毫，辨形状，别颜色。若脏腑功能失调，则不能化生精血，肝血亏虚，致使目失精气的充养而影响视物功能。

余从临床中观察发现，很多患者表现眼睛的局部证候如畏光、眼睛干涩、视力模糊，同时又见畏寒肢冷、腰酸等全身虚寒的证候，故制麻附生脉饮，温中有润，治疗干眼症有佳效。

【临证心悟】

人体小天地在于气血之周流，气血不到便是病。气血之流通正常与否，在于人体的气化功能正常与否，即水升火降。人体正常生理状态下，水生木，木生火，火生土，土生金，金生水，即肾中阳气足，水气随之上升，肝得水则生发茂盛，肝血得充，心得水则心火不旺，君火得明，诸脏得安。当人体病理状态下，肾阳衰微，水太寒不能生木而致木郁，心火不能下交于肾而上炎，故出现眼睛局部有热，而全身则为寒象。

麻黄附子细辛汤可温肾散寒，以复气化，使津能承目，为治本；生脉饮益阴生津清火，从而达到水火济济之效，当归养肝血，赤芍、黄芩和营清热，为治标。白蒺藜、密蒙花为目疾之专病专药。《本经逢原》载白蒺藜"性升而散，入肝肾经，为治风明目要药"，《本草经疏》云密蒙花"甘以补血，寒以除热"，为目疾要药。全方共奏温阳清热、生津明目之效。

【验案集萃】

杨某，女，46岁。2017年5月19日初诊。

现病史：干眼症9月余，不能见光，无眼泪，口干欲饮，口不苦，大便正常，乏力，胃口睡眠尚可，脉右寸弱。

辨证：水寒木郁。

治法：温阳散寒解郁。

方药：麻附生脉饮加减。

麻黄3g，附子7g，细辛3g，红参10g，麦门冬10g，五味子

10g，当归 10g，赤芍 10g，白蒺藜 10g，密蒙花 20g，黄芩 9g，甘草 6g，生姜 3 片，大枣 3 枚。10 剂。

二诊：眼睛症状缓解，口干不苦，大便稀，舌红苔少，脉右寸弱。

方药：黄连 6g，炮姜 10g，生石膏 30g，花粉 10g，附子 10g，甘草 10g，密蒙花 10g，白蒺藜 10g，当归 10g，赤芍 10g。10 剂。

三诊：近日干家务用 84 消毒液，引起症状加重，眼睛浮肿，口不干，便可，舌淡胖苔白，脉右寸弱。

方药：麻黄 3g，附子 7g，细辛 3g，红参 10g，麦门冬 10g，五味子 10g，当归 10g，赤芍 10g，白蒺藜 10g，密蒙花 20g，黄芩 9g，甘草 6g。10 剂。

后皆以该方加减调理，病情若失。

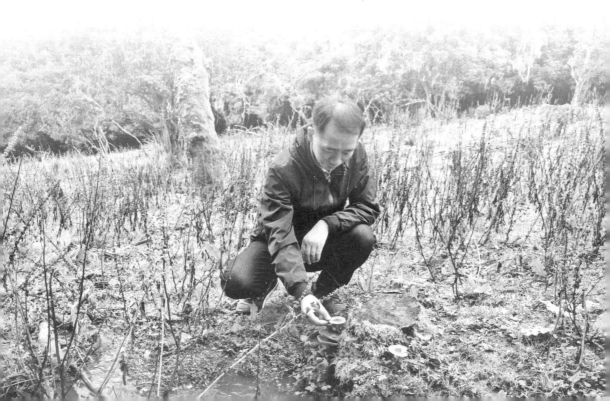

第二十九节 冲和散：
痛风外治显神功，辛散止痛冲和剂

> 痛风其病，以肾虚为本，六淫之邪阻络致痛为标，故余制冲和散辛散止痛。

【组成】

紫金皮 150g，独活 100g，赤芍 60g，香白芷 60g，菖蒲 45g。上述诸药，研末，根据创面大小，取末与醋同调，外敷 24 小时。

【方解】

冲和散中，紫金皮能破气逐血，消肿。紫荆皮和紫金皮从名字上来听，比较容易混淆。但是这两种中药的性状完全不一样。紫荆皮属于豆科植物紫荆的树皮，能治疗风湿而引起的腿肿、腿痛等，而且还能治疗跌打损伤、女性闭经，而且对于癣疥也能起到治疗和改善的功效。而紫金皮是木兰科植物南五味子的根皮，是骨伤科经常会用到的中药。独活能散骨中冷痛，祛湿除痹；石菖蒲善破坚硬，生血止痛，破风消肿；白芷能祛风生肌定痛；赤芍能生血活血，散瘀除痛。诸药同用，能祛风湿，散寒结，消痛肿，止疼痛，活血软坚，药对症符，疗效显著。

【临证心悟】

痛风其病，以肾虚为本，六淫之邪阻络致痛为标，故余制冲和散辛散止痛。

痛风是体内嘌呤代谢紊乱和（或）尿酸排泄减少所致的高尿酸血症。临床表现为急性发作性关节炎，拇指关节红肿热痛为主要特征。具体原因有外感六淫、七情内伤导致阴阳失调，气血不和，气滞血瘀。其病从临床症状来看，当以肾虚为本，六淫之邪侵入人体，壅塞不通，"不通则痛，壅阻则肿"，故用冲和散治疗。

此冲和散针对痛风，无论红肿与否，只要疼痛都可使用，均有非常好的临床疗效。或许有人会问，痛风之疾表现关节红肿，冲和散诸药皆偏温，是否会火上浇油，其实不然。此方温药热敷能通能散，透邪外出。正如《外科正宗》所云："盖血生则肌肉不死，血动则经络疏通。"

【验案集粹】

陈某，男，68岁。2016年7月7日初诊。

现病史：左脚大脚趾旁疼痛10个月，尿酸668μmol/L，手足冷，耳鸣，乏力，口不干，舌苔白腻，脉沉弱。

辨证：阳虚寒凝。

治法：温阳散寒通络。

方药：桂枝加附子汤加减。

桂枝 20g，甘草 10g，附子 20g，茯苓 30g，白术 20g，百合 20g，车前子 10g，威灵仙 20g，延胡索 10g，牛膝 9g，生姜 15g，大枣 15g。7 剂。外用冲和散。

二诊：上方服用后疼痛稍减轻，但近日饮酒后疼痛突发加重，红肿灼热明显，舌苔白腻，脉弦滑数。

辨证：火郁证。

治法：火郁发之。

方药：木防己汤加减。

防己 10g，附子 10g，石膏 50g，党参 10g，桂枝 10g，苍术 10g，黄柏 6g，薏苡仁 30g，牛膝 9g，土茯苓 30g，百合 20g，车前子 15g，生姜 15g，大枣 15g。14 剂。外用冲和散。

三诊：疼痛明显好转，大便干，舌淡苔白，脉弦细滑。

方药：萆薢 30g，土茯苓 60g，威灵仙 30g，黄柏 20g，苍术 10g，百合 20g，车前子 20g，薏苡仁 30g，大黄 10g，石韦 20g，泽兰 10g，泽泻 20g，僵蚕 10g，防风 6g，炒延胡索 20g，生姜 15g，大枣 15g。7 剂。外用冲和散。

四诊：药后症状平稳，继续原方巩固治疗。

按：痛风在临床中属于常见病，在急性发病期表现为红、肿、热、痛时，在辨证的基础上，结合外用冲和散可达事半功倍之效。

第三十节 加味四物汤：
骨质增生肝肾亏，虚瘀互杂四物汤

> 余认为，骨质增生之本为肝肾亏虚，无力主养，加之风寒湿邪外袭，气血瘀滞，久则骨生冗赘，故余以加味四物汤填精生髓，化瘀通络而止痛。

【组成】

当归 10g，白芍 20g，川芎 10g，熟地黄 30g，骨碎补 30g，鸡血藤 30g，威灵仙 30g，鹿角片 10g，血竭 2g。

【方解】

余认为，骨质增生之本为肝肾亏虚，无力主养，加之风寒湿邪外袭，气血瘀滞，久则骨生冗赘，故余以加味四物汤填精生髓，化瘀通络而止痛。《素问·宣明五气》篇曰："肾主骨。"《素问·阴阳应象大论》篇曰："肾生骨髓……其充在骨。"肾藏精，精生髓，髓养骨，故骨者，肾之合也，髓者，精之所生也，精足则髓足，髓在骨内，髓足则骨强。中年以后肝肾渐衰，肾虚无能主骨，肝虚无以养筋，加之风寒湿邪乘虚侵入,而致气血瘀滞,骨质增大变硬。方中四物汤原为妇科调经的方剂,加减变化治疗胎前产后诸病,疗效皆佳。应用治疗骨刺时,需重用熟地黄、白芍来填精生髓,濡养肝肾;骨碎补"主破血、止血、补伤折,言能不使瘀结者留滞,不使流动者妄行"(《本经续疏》),兼可"温养下元"(张山雷);鸡血藤"活血,暖腰膝,已风瘫"(《本草纲目拾遗》);威灵仙"性猛急,盖走而不守,宣通十二经络"(《药品化义》),通络止痹;鹿角胶"咸温入肾补肝,故主腰脊病。属阳,补阳故又能益气也";血竭,《本草经疏》云其"咸主消,散瘀血、生新血之要药。故主破积血金疮,止痛生肉,主五脏邪气"。全方共奏填精生髓、化瘀通络止痛之功。

【临证心悟】

骨质增生又称骨刺、骨赘,证属中医"骨痹"范畴,是由于骨刺对软组织产生机械性的刺激和外伤后,软组织损伤、出血、肿胀而致,是人体常见的一种退行性疾病,也是临床常见的慢性疾病,多发于壮年以后及老年人群。其病变在全身各个部位均可发生,但多以颈椎及负重的腰椎、足跟为常见,发病位置虽有不同,然其病机一致,皆因肾虚不能生髓充骨。

余临证常以加味四物汤调治,疗效确切。若随气候变化加重者,为外感风湿之气,余常加乌梢蛇、九香虫。其中乌梢蛇祛风湿,通经络,可治风疹隐疹、疥癣、皮肤不仁、顽痹诸风,为血肉有情之祛风要药,余常酌情使用 10～30g。九香虫兴阳益精,兼之虫蚁通络,切合病机,余常用 6～10g。

【验案集粹】

王某，男，70 岁。2015 年 6 月 15 日初诊。

现病史：腰骶部疼痛 2 年余，气候变化加剧，严重时不能正常活动，医院检查诊断：腰部骨质增生。予以吡罗昔康片抗骨质增生胶囊等药治疗，效果差。刻下腰部酸痛，口不干，舌苔白腻，脉两尺弱。

辨证：虚瘀夹杂。

治法：养血活血，佐以祛瘀。

方药：加味四物汤加减。

当归 10g，白芍 20g，川芎 10g，熟地黄 30g，骨碎补 30g，鸡血藤 30g，威灵仙 30g，鹿角片 10g，血竭 2g，乌梢蛇 15g。14 剂。

二诊药后效果佳，继用原方治疗两月余，诸症消失。

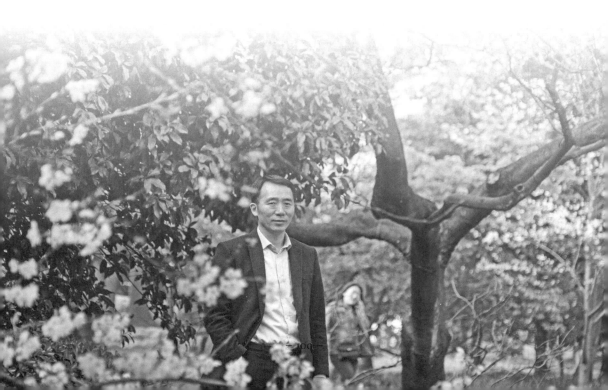

第三十一节　麻黄葶苈子汤：
肺胀病在肺心肾，豁痰宣肺为基本

　　余提出清热化痰、泻肺利气作为肺心病的主要治法。故总结出麻黄葶苈子汤治疗肺心病急性发作期有佳效。

【组成】

麻黄 6g，杏仁 12g，生石膏 30g，黄芩 12g，葶苈子 20g，丹参 20g，赤芍 20g，桑白皮 10g。

【方解】

《灵枢·胀论》载："肺胀者，虚满而咳喘。"《素问·至真要大论》载："咳喘，甚则肺胀，腹大满膨膨而咳嗽。"余治疗此病，根据"急则治其标，缓则治其本"的原则。从余治疗的多例肺心病来看，肺心病患者感冒早期往往出现小青龙汤证，以咳喘伴稀水痰为主要症状，但患者往往不能及时就医。两三天后很快入里化热，出现闷胀、喘咳、痰黄、口渴、发热、汗出等症，当属于痰热壅肺，心肾两虚。在治疗上，余常采用急则治其标的方法，先以清热化痰，宣肺利气为大

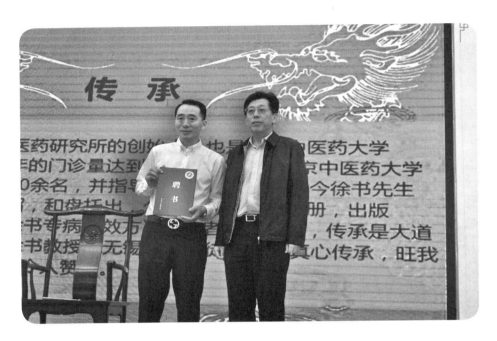

法，选用仲景的麻杏石甘汤作为主方。结合葶苈大枣泻肺汤以强心利水，合丹参、赤芍以活血利肺，这样配伍可迅速控制感染，以达到祛邪就能扶正之目的。

【临证心悟】

肺胀，相当于西医学的肺气肿、肺心病，是由慢性气管炎、肺气肿逐步发展而来，以痰、咳、喘、肿、胀为主要症状。余提出将清热化痰、泻肺利气作为肺心病的主要治法。故总结出麻黄葶苈子汤治疗肺心病急性发作期有佳效。

在肺心病发展进程中，痰热壅肺是肺心病最常见的一个证型。如果治疗得当，症状很快得到控制，疾病向愈；如果误治、失治，则可能导致闭证和脱证的产生。所以抓住"痰热壅肺"这一阶段的治疗，往往是十分重要的。

临证时，只要患者出现口渴、便秘、口苦、舌黄燥、尿短赤、尿时有灼热感、痰黄稠、汗出、发热等一系列证候群中的一个或两个，余即使用麻黄葶苈子汤。根据痰热的情况，可适当加清热解毒药如金银花、连翘、鱼腥草，清肺化痰的百部、瓜蒌、僵蚕、胆星。急性感染期控制以后，以全真一气汤善后，心肾同治，以治其本。

【验案集粹】

案1　杨某，女，58 岁。2016 年 10 月 10 日初诊。

主诉：心悸气喘伴下肢水肿 3 月，加重半月。

现病史：患者既往有慢性支气管炎、肺气肿 10 年，近 3 个月来出现咳喘加重，并伴下肢水肿，曾住院治疗病情好转。近半月来，病情反复，特求治于中医。刻下面颊、嘴唇发绀，下肢水肿，颈静脉怒张，心悸气喘，咳嗽，发热，胸闷，腹胀，汗出，尿少便秘，舌苔黄腻，脉寸关弦细滑，尺弱。

辨证：痰热壅肺，血瘀夹水饮，心肾同病。

治法：豁痰宣肺，利水祛瘀。

方药：麻黄葶苈子汤加味。

麻黄 8g，杏仁 12g，石膏 60g，甘草 10g，金银花 15g，连翘 18g，黄芩 12g，鱼腥草 30g，枇杷叶 15g，瓜蒌皮 15g，僵蚕 12g，胆星 6g，丹参 20g，赤芍 20g，桑白皮 10g。10 剂。

二诊：患者自诉药进 3 剂后，发热、咳嗽、气喘、心悸、胸闷、腹胀、下肢水肿、便秘皆明显好转。继以原方巩固治疗，后以全真一气汤巩固治。

案 2 陈某，男，66 岁。2017 年 3 月 20 日初诊。

主诉：患者肺心病病史 10 余年，经常反复发作。3 天前因感冒出现发热，气喘，胸闷，咳嗽，痰多黄稠，多汗，心悸，面红，口渴，烦躁，下肢微肿，舌红苔薄黄，脉滑数。

辨证：痰热壅肺，心肾同病。

治法：豁痰宣肺，敛心补肾。

方药：麻黄葶苈子汤加味。

麻黄 6g，苦杏仁 12g，生石膏 30g，生甘草 10g，金银花 10g，连翘 15g，西洋参 10g，黄芩 12g，鱼腥草 30g，芦根 18g，瓜蒌 15g，胆星 6g，葶苈子 12g，桑白皮 10g，丹参 20g，赤芍 10g。10 剂。

二诊：药后效果佳，继以原方巩固治疗。

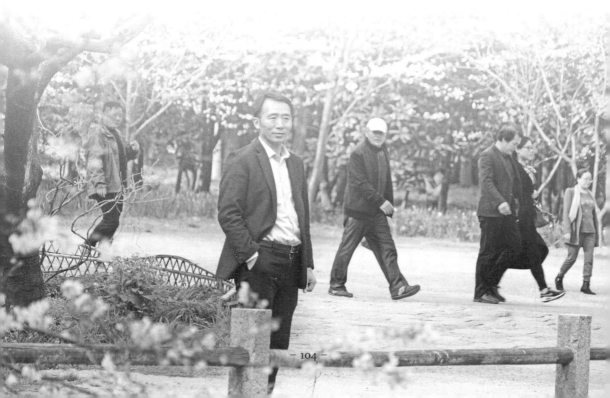

第三十二节　加味二仙汤：
七七之年肝肾亏，水不藏龙二仙治

更年期诸证系由肾气虚衰，精血不足，冲任亏损而引发的一系列症状，表现为潮热、盗汗、头晕、目眩、腰膝酸软等。余总结从填补肾精入手，阴阳双调可取明显疗效。

【组成】

仙茅 9g，仙灵脾 9g，巴戟天 9g，当归 9g，黄柏 6g，知母 6g，熟地黄 30g，生牡蛎 30g，生龙骨 30g，紫河车 5g。

【方解】

二仙汤由仙茅、仙灵脾、当归、巴戟天、知母、黄柏六味药组成。余在此基础上，加紫河车、熟地黄以大补先天，补肾填精，龙骨、牡蛎收敛浮阳之火。方中仙茅、仙灵脾、巴戟天温肾阳，补肾精；黄柏、知母泻肾火、滋肾阴；当归温润养血，调理冲任。全方配伍特点是壮阳药与滋阴泻火药同用，以适应阴阳俱虚于下，而又有虚火上炎的复杂证候。由于方用仙茅、仙灵脾二药为主，故名"二仙汤"。

【临证心悟】

更年期诸证系由肾气虚衰，精血不足，冲任亏损而引发的一系列症状，表现为潮热、盗汗、头晕、目眩、腰膝酸软等。余总结从填补肾精入手，阴阳双调可取明显疗效。

《内经》云："七七任脉虚，太冲脉衰少，天癸竭，地道不通，故形坏而无子也。"故人的生殖能力主要与肾精和肾阳所决定，肾与冲任二脉相互协助，完成月经与生殖的机能。年过七七，肾气衰退，精血亏损，冲任失调，引发月经失常，并出现阴阳失衡的状态，其根源主要是阴血亏损，虚阳上浮。但在临床中由于人的体质不同，所以表现的症状有轻重之意，久暂之别，故在治疗中通过抓主证，针对性地用药可取速效。比如烘热明显的重用知母、黄柏；畏寒肢冷明显的加

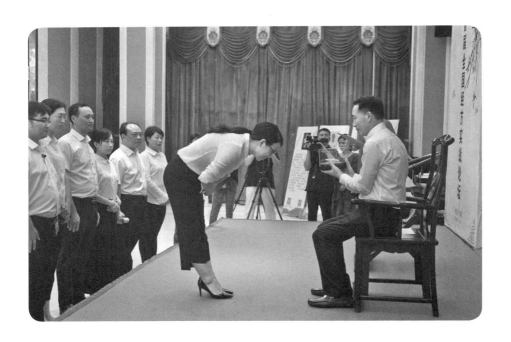

重仙茅、仙灵脾的用量，甚者加附子、炮姜；出汗明显者，可重用龙骨、牡蛎；便秘甚，重用当归、熟地黄以填精，养血补肾。

【验案集粹】

刘某，女，52岁。2017年5月18日初诊。

主诉：失眠伴烦躁3月。

现病史：腰酸，乏力，易怒易躁，阵发性烘热，出汗，月经半月1次，量少，淋沥数日，色黑有血块，舌苔薄白舌质略红，脉弦虚而数。

辨证：肾精亏虚，虚阳上浮。

治法：温肾阳，补肾精，泻肾火，调冲任。

方药：加味二仙汤。

仙茅6g，仙灵脾6g，巴戟天6g，当归10g，知母10g，黄柏10g，龙齿12g，生龟甲15g，夜交藤12g，白芍10g，百合30g，生地黄30g，生甘草6g。15剂。

二诊：药后睡眠明显好转，身体烘热次数减少，症情减轻情绪较好，腰部稍有酸感，脉右虚缓，左弱。

方药：左归饮加味。

熟地黄12g，山茱萸10g，山药15g，茯苓15g，海螵蛸10g，茜草8g，生龙骨15g，生牡蛎15g，旱莲草10g，仙鹤草10g，菟丝子10g，枸杞子6g，鹿角胶6g，甘草4g。

以此方巩固治疗1个月，诸症消失。

第三十三节 加味活络效灵丹：
锡纯理法启示深，活血行气宜并举

> 余认为，肠粘连乃术后血流不畅，瘀血停滞所出现的临床证候。根据《素问·至真要大论》"疏其血气，令其调达"和"结者散之"之原则，采用活血、行气、消瘀之法，配合专病专药，可促进粘连吸收，血液通畅，通则不痛，故总结出活络效灵丹加味治疗肠粘连可取效甚捷。

【组成】

当归10g，白芍10g，赤芍10g，丹参20g，三棱10g，莪术10g，桃仁10g，红花6g，乳香6g，没药10g，香附10g，蛇蜕12g。

【方解】

活络效灵丹是张锡纯为气血凝滞，经络不通所设，专疗瘀血疼痛。当归活血、养血；丹参助当归加强活血祛瘀之力；乳香、没药活血祛瘀、行气止痛；三棱、莪术行气破血、消积；桃仁配红花破血润燥；

香附行气止痛。诸药合用，使瘀祛络通，则疼痛自止。

加减法：

1. 气血两亏者，加党参 10g，黄芪 24g。

2. 寒重者，加橘核 10g，荔枝核 10g，茴香 5g。

3. 瘀重者，加土鳖虫 10g，穿山甲 10g。

【临证心悟】

余认为，肠粘连乃术后血流不畅，瘀血停滞所出现的临床证候。根据《素问·至真要大论》"疏其血气，令其调达"和"结者散之"之原则，采用活血、行气、消瘀之法，配合专病专药，可促进粘连吸收，血液通畅，通则不痛，故总结出活络效灵丹加味治疗肠粘连可取效甚捷。

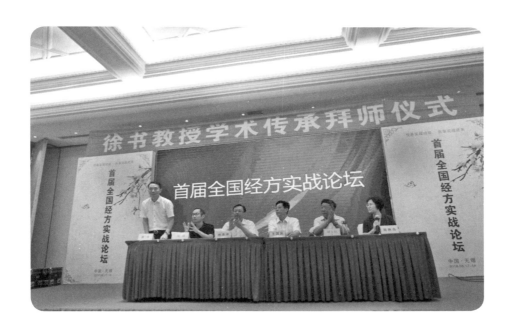

肠粘连虽属瘀血凝滞所致，但根据气行则血行，气滞则血瘀之理，活血化瘀必须配合行气之品，方可取得佳效。血府逐瘀汤中用四逆散就是一个明示，我们需好好继承。余治疗此病常选蛇蜕，系专病专药。蛇蜕在《本草从新》有记载，甘，咸，性灵而能辟恶。善治疥癣恶疮。因属皮，其性善蜕，故能推陈出新，是治疗肠粘连之妙药。此病治疗相对缓慢，余常常改汤剂为散剂，缓中以消，可达到攻邪而不伤正之效。

从活络效灵丹这个经典方，我们可以获得很多启发。如在用药方面，区区四味药中，当归、丹参主要以养血为主，只有养血才能活血，才能流通；乳香、没药既能活血止痛、祛瘀生新，又能缩小肿块。

在很多的常见病、疑难病中，如胃及十二指肠的溃疡，肝硬化及肝癌引起的肝脾肿大，腹部不明原因的肿块，这些疾病相当于中医疝癖、癥瘕积聚等范畴。而这些疾病凝成的包块，无不与血瘀关系密切，故用活络效灵丹可以软坚破癥，逐瘀消积，理气活血。余在临床中体会此方化瘀散结之力稍逊，故常加土鳖虫、穿山甲、鳖甲、三棱、莪术等组成化瘀散结汤。如治疗腹部包块的，余常加用其他药物，处方如下：当归 15g，丹参 15g，乳香 15g，没药 15g，三棱 15g，莪术 15g，土鳖虫 15g，虻虫 15g，香附 15g，木香 15g，五灵脂 15g，神曲 15g，瓦楞子 15g。每次 6g，1 天 2 次。胃溃疡散剂处方为：当归 15g，白芍 60g，丹参 30g，贝母 15g，乳香 20g，没药 20g，佛手 15g，青皮 15g，甘草 15g，琥珀 30g，三七 15g，瓦楞子 30g。每次 5g，1 天 2 次。

【验案集粹】

李某，女，35 岁。2017 年 5 月 3 日初诊。

现病史：阑尾炎手术后 3 月，因粘连性肠梗阻再次手术，术后半年，发生腹胀、腹痛，按之腹呈紧迫感，大便不爽，舌苔薄黄，脉弦细紧。

辨证：气滞血瘀。

治法：活血化瘀。

方药：加味活血效灵丹。

当归 10g，赤芍 15g，白芍 15g，丹参 15g，三棱 10g，莪术 10g，桃仁 10g，红花 10g，乳香 5g，没药 5g，香附 5g，枳壳 5g，厚朴 10g，蛇蜕 12g。15 剂。

药后疼痛明显好转，继续以本方加味治疗 20 剂，诸症消失。

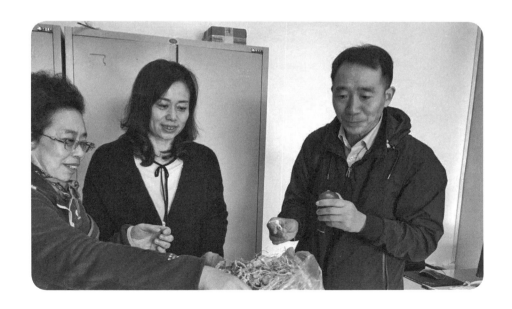

第三十四节　四君子汤合五子衍宗丸加味：
精少症从后天治，还需益肾调先天

精少症系常常表现为腰酸、乏力、面色㿠白、大便溏稀等肾精亏虚的一系列症状，传统中医认为其病位在肾。余认为脾肾同病，故在治疗方面要脾肾同调方可取得佳效。临床中常用六君子汤合五子衍宗丸加味治疗精少症良效。

【组成】

黄芪24g，红参15g，白术10g，茯苓10g，甘草6g，菟丝子30g，枸杞子30g，五味子10g，车前子10g，熟地黄30g，仙灵脾30g，鹿茸1g。

【方解】

余在临证之初，参阅古籍治疗精少症，皆从肾入手，以六味地黄丸合五子衍宗丸加味，效果参半。后反复研读经典，从《景岳全书》中体悟脾肾同调之理：先天之精来源于父母，藏于肾，长于脾，依赖脾胃之津不断滋生，逐渐成熟，才能生殖、繁衍后代，故脾与肾之间相互依存，相互滋生。进而总结出四君子汤补脾益气，人参大补元气，特别是性机能衰弱的时候；鹿茸补益，助阳气，生精，益髓，对精子数目少者或精子活力差皆有良效；菟丝子、五味子能补肾固精；枸杞子能补肾固精滋阴之力强；黄芪配熟地黄，一个补真阴，一个补元气，可以使元阳足、元阴充。两方合用，可达补阳而不燥，补阴而不腻，收敛精气于补益之中，以促进生殖之能力。

【临证心悟】

精少症系常常表现为腰酸、乏力、面色㿠白、大便溏稀等肾精亏虚的一系列症状，传统中医认为其病位在肾。余认为脾肾同病，故在治疗方面要脾肾同调方可取得佳效。临床中常用六君子汤合五子衍宗丸加味治疗精少症良效。

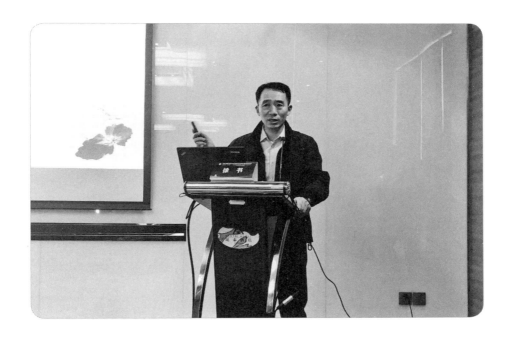

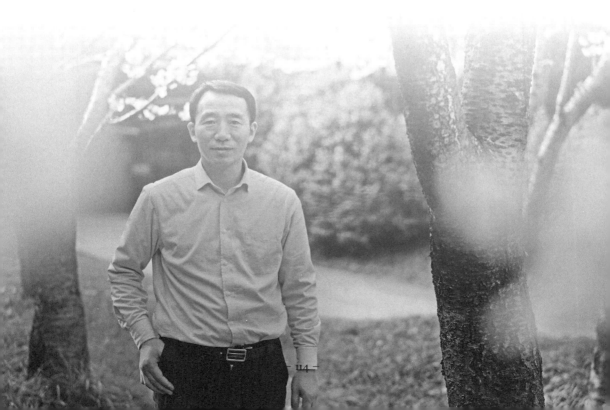

【验案集粹】

王某，男，32 岁。2017 年 7 月 15 日初诊。

现病史：婚后 2 年不育，爱人体健，精子活力较差，精液质稀如水，舌淡苔白，脉沉细。

辨证：脾肾亏虚。

治法：补肾健脾，益气生精。

方药：四君子汤合五子衍宗丸加味。

黄芪 24g，红参 15g，白术 10g，茯苓 10g，甘草 6g，菟丝子 30g，枸杞子 30g，五味子 10g，车前子 10g，熟地黄 30g，仙灵脾 30g，鹿茸 1g。

以此方加味连服 60 剂，其爱人受孕。

第三十五节 蝼蛄散：
善用虫药攻水瘀，鼓胀即用蝼蛄散

> 余总结治疗水鼓必须遵循"急则治其标，缓则治其本"之原则。故总结出蝼蛄散，治疗肝癌腹水有良效。

【组成】

蝼蛄15g，甘遂9g，大黄6g。

用法：把上述3种药打成粉末，用20粒红枣煎汤送服。每次10g，1日1次。

【方解】

肝癌属"肝积"的范畴，在临床中余常从少阳、厥阴入手，少阳证常以小柴胡汤、柴胡桂枝干姜汤加味治疗。对于厥阴证，余在国内首次提出从厥阴虚寒论治，首选当归四逆汤来治疗肝癌，可取得一定的疗效。当肝癌出现腹水或黄疸时，当属危证，治疗起来非常棘手。余初入临床之时，曾试用过很多的利水药治疗胀急之症，以求一时之快，但不过半日，其胀更甚。后临床久也，才知其路径已错。肝癌之重疾，腹大如瓮，蜘蛛痣，朱砂掌，面色暗紫，神疲，体瘦，脉沉涩，乃血瘀之候，其本质乃肝、脾、肾三脏俱病。气、血、水瘀积于腹中，以致腹部胀大而成鼓胀。

余20世纪90年代曾跟诊于朱良春老先生，朱老治疗此疾，常用蟋蟀利水通淋。余反复研究发现，古今医案中应用虫类药治疗腹水的有蝼蛄、蟑螂、地枯牛，这三味药皆是利水之专药，不仅能消恶疮，而且具有利水通淋消肿之功。其中蝼蛄利水作用最强，查阅《神农本草经》载其主难产，出肉中刺，溃痈肿，下哽噎，解毒，除恶疮；《日华子本草》载其治恶疮，水肿，头面肿。所以在临床中使用虫类药不仅具有搜剔之功，而且具有破结之力，且可补充人体之蛋白。余的经验，使用三味虫药消水可以交替使用，以免产生耐药性。如果取其破

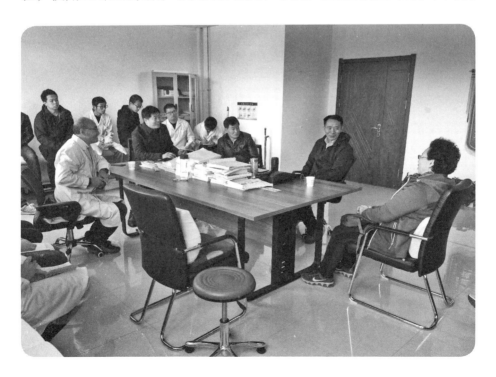

结之功，则可以打粉同用。

根据《内经》"中满者泻之于内"之原则，余选用甘遂、大戟、芫花、商陆四味有毒之品。在这四味药当中，制商陆力缓，故对于轻症可选用；甘遂能行经隧之水湿，力量最强；大戟能泻脏腑之水湿，力量相对较缓；芫花偏泻胸肺之痰饮。所以治疗腹腔的水饮首选甘遂，取其泻水饮、破积聚、通二便之功。而大戟、芫花专消肺部顽痰，积饮。

根据"下之则胀已"的原则，余选用大黄，推陈致新，通利水谷道，宜通一切气，利大小便。选用蝼蛄、甘遂与大黄配伍，可达到攻逐水饮、以除胀满之效。

【临证心悟】

肝癌腹水属于中医"鼓胀"的范畴。《医门法律》谓："凡有癥瘕，积聚，痞块，即是胀病之根，日积月累，腹大如箕瓮，是名单腹胀。"《医宗必读》载："在病名有鼓胀与蛊胀之殊。鼓胀者，中空无物，腹皮绷急，多病于气也。蛊胀者，中实有物，腹形充大，非虫即血也。""风、痨、鼓、膈"历来被认为属于四大难症。对于水鼓来说，一般的方法难以取效。

余总结治疗水鼓必须遵循"急则治其标，缓则治其本"之原则。故总结出蝼蛄散，治疗肝癌腹水有良效。

根据《内经》大积大聚衰其大半而止的原则，水饮消除一半以后可配合消胀散，以缓消。

消胀散：砂仁 30g，莱菔子 60g，玉米须 250g，益母草 250g，小蓟 250g，冬瓜皮 250g。煎汤频服，以达到祛邪务净之效。

【验案集粹】

陈某，男，49岁。2016年10月20日初诊。

现病史：腹部痞胀，腹壁静脉显露2月。患者患肝癌病史1年，一直以介入与西医辅助疗法治疗。近2月来，出现腹鼓如箕，口干，食欲减少，下肢水肿，小便黄赤，大便不畅，舌苔黄腻，舌下静脉怒张，脉沉细而数。

辨证：肝肾阴虚，湿热瘀血壅结，水湿内停。

治法：清热泻满，破瘀利水。

方药：小柴胡汤加味。

柴胡10g，黄芩9g，半夏12g，黄连6g，枳实30g，白术20g，猪苓30g，大腹皮60g，当归10g，白芍10g，穿山甲5g，水蛭5g，灯心草15g。15剂。

同时服用蝼蛄散（间断服用），10剂后腹胀明显好转，继用上方加减连续服用60剂后腹水消失。继以当归四逆汤善后。

第三十六节 加味胃关煎：
克罗恩病三阴地，治从脾肾调先天

> 余总结克罗恩病属脾肾同病，其病机为脾阳不振，肾关不固，在此基础上，夹湿，夹热，夹寒，夹瘀，故从脾肾入手，总结出加味胃关煎治疗克隆氏病疗效佳。

【组成】

熟地黄 30g，附子 10g，山药 30g，炒白术 15g，扁豆 30g，干姜 5g，吴茱萸 10g，灶心土 30g，甘草 5g。

加减法：若寒甚，加肉桂、茴香。气虚，加红参。腹痛，加木香、厚朴。血便，加白头翁、阿胶。滑脱不尽，加赤石脂。

【方解】

克罗恩病属于西医学的病名，又称"节段性肠炎"，以腹痛、腹泻为其特有的症状，故属于慢性腹泻的范畴。按照一般的思维方法去治疗，乏效者众，故重温经典，根据五行相生之理，"火能生土"的原则，当脾肾双补。另外，克罗恩病属免疫性疾病，凡免疫性疾病皆有后天伤到了先天，故从补肾入手，可取良效。从患者表现的症状来看，如长期腹泻，倦怠，乏力，食欲减少，畏寒，肢冷，舌淡苔白，脉沉弱，当属肾精亏虚，精不化气。故选用景岳之胃关煎加味。腹泻用熟地黄，景岳当属天下第一人。景岳认为，地黄得土之气，而其生者过于寒凉，且又土脏喜暖，因而脾阳不足、脾胃虚寒者用熟地黄更宜。诸多疾病多由真阴不足所起，故运用熟地黄当与附子配伍，因附子善走诸经，且走而不守，可引火归元，又引补血药归于血分，使熟地黄之效充分滋养真阴，同时因其热性又可回阳，二者相辅相成，既能填精，又能增强蒸腾气化之效。焦干姜、吴茱萸温中散寒，炒白术、炒山药、炒扁豆、灸甘草健脾益气。这里的伏龙肝取其止泻止呕之效。

【临证心悟】

余总结克罗恩病属脾肾同病，其病机为脾阳不振，肾关不固，在此基础上，夹湿，夹热，夹寒，夹瘀，故从脾肾入手，总结出加味胃关煎治疗克隆氏病疗效佳。

这里特别要提到灶心土，在克罗恩病的治疗中，灶心土可取到事半功倍之效。灶心土也叫伏龙肝，是农村久经柴草熏烧的灶底中心的焦黄土。20 多年前，余曾接诊过一例顽固性呕吐的老年患者，中西医治疗三月皆无效，后求治余。见其骨瘦如柴，舌淡，泛吐清水，余嘱伏龙肝 100g 煎水频服，连用一周诸症消失。后对伏龙肝情有独钟，考《金匮要略》黄土汤治脾肾阳虚之出血，以灶心土为君，取其温中止血之效。在临床中治疗下焦病变，诸如妇科崩漏、慢性淋证、慢性腹泻等属脾肾阳虚之证皆可以活用黄土汤来辨治。在治疗腹泻中以熟地黄易生地黄，也可取得很好疗效。学经典，做临床，要做到活学活用，方可达到一剂知，二剂已，三剂服后瘥。

【验案集粹】

徐某，男，52岁。2016年12月10日初诊。

现病史：泻下稀水便3月，在无锡某医院检查诊断为"克罗恩病"。予以西药治疗，效果不显，求治于中医。患早泄阳痿病3年。脐下疼痛，肠鸣，腹泻，泻后稍安，口不干，舌苔白腻，脉沉细。

辨证：肾阳不振，脾失温煦。

治法：补脾温肾。

方药：加味胃关煎。

熟地黄30g，附子10g，山药30g，炒白术15g，扁豆30g，干姜5g，吴茱萸5g，木香10g，延胡索10g，灶心土10g，甘草5g。7剂。

以此方加味调理半年，诸症消失。

第三十七节 消水肾愈汤：
阴水温化以求安，壮命门火是其法

　　水肿分为阳水和阴水。阳水者通过开太阳，降阳明，和少阳，疏通三焦水道从而使气机畅通，水归其道。阴水者，当从三阴论治，治阴以阳，当以温化，正如古人所言：温化如离照当空，阴霾不驱自散。消水肾愈汤从三阴入手，以温通为基，故治阴水取效甚捷。

【组成】

　　麻黄3g，附子5～15g，细辛3g，肉桂3g，知母10g，甘草3g。

【方解】

　　消水肾愈汤见于清代陈修园《时方妙用》，陈修园盛赞此方乃治水之神方，系活用仲景麻黄附子细辛汤的典范。余在临床中体会，治水之法，当以开天窗，以达到气之流通，离照当空，可蒸腾气化，开沟泻水，通利二便，给邪以出路。故仲景之麻黄附子细辛汤用麻黄宣肺以疏通水道；附子辛温大热，温壮命门之火，以蒸腾气化；细辛辛散，以搏动激发肾气；肉桂散寒止痛，利水消肿；麻黄配附子、细辛，上、中、下三焦同调，可消水于无形之中。此方妙在与知母配伍，这是陈修园之高妙之处。《神农本草经》载知母主消渴热中，除邪气肢体浮肿，下水，补不足，益气。知母不仅能治疗水肿，而且能监制附子的温燥之气。当患者舌红比较明显的时候，知母的剂量是附子的两倍。这样配伍，疗效最佳。

当患者出现咳嗽、头痛等肺胃症状的时候，当重点配伍桔梗、杏仁、枇杷叶等"开鬼门"之药；当患者出现纳呆、便溏、乏力，可配伍茯苓、防己、苍术、猪苓等培土制水药；当患者出现腰酸、乏力，舌淡胖有齿印等症状时，重点配伍鹿角胶、沉香、海藻等温补肾阳之品，同时增加附子、肉桂的剂量。

余之体会，附子 15g，肉桂 5g，这样的剂量配伍，利尿效果比较明显。

【临证心悟】

水肿分为阳水和阴水。阳水者通过开太阳，降阳明，和少阳，疏通三焦水道从而使气机畅通，水归其道。阴水者，当从三阴论治，治阴以阳，当以温化，正如古人所言：温化如离照当空，阴霾不驱自散。消水肾愈汤从三阴入手，以温通为基，故治阴水取效甚捷。

阴水者，当责脾肾，脾主运化，肾主气化，当脾肾虚衰时，不能转输水液，气化失职而成水肿。临床多表现为下肢先肿或全身浮肿，伴有畏寒肢冷、口淡、大便稀溏等阴寒症状，舌苔多见舌淡、苔白腻，脉沉弦细弱。

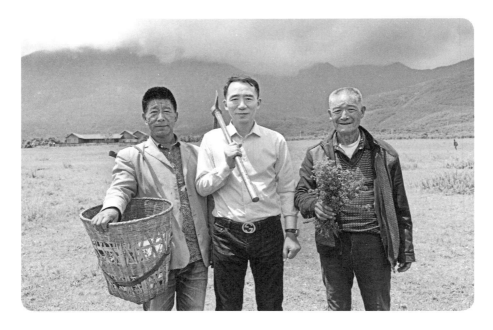

　　顽固性水肿往往见于水肿的后期阶段。此时阴阳俱衰，水肿反复发作，久久而不能消退，其主要原因有两种：一是利水药太过，利水伤阴；二是温热药用之太过。主要表现为水肿反复发作，往往伴有口干口渴，舌红，大便干结等症状。余重读经典，从《金匮要略》的百合病，体悟到百脉一宗，其病机心肺阴虚，损伤百脉，金水不能互生，蒸腾气化失职，故采用温滋法求治，即麻黄附子细辛汤与百合地黄汤加味取得良效。方药如下：

　　麻黄 3g，黄附片 10g，细辛 3g，百合 30g，生地黄 30g，沙参 30g，花粉 30g，牡蛎 50g，知母 30g，山茱萸 30g，黄精 30g。

　　这种配伍可达到温阳而不伤阴，育阴而不碍水之效。

【验案集粹】

张某，男，32 岁。2017 年 11 月 8 日初诊。

现病史：双下肢水肿半年，既往有症状性癫痫、1 型糖尿病、糖尿病肾病、尿毒症病史。刻下面色黄，双下肢水肿，胸闷，腰酸，怕冷，口淡无味，口干，大便不调，舌苔白腻，脉沉细弦。

辨证：少阴阳虚水泛。

治法：温阳散寒化饮。

方药：麻黄附子细辛汤合鸡鸣散加味。

麻黄 3g，附子 5g，细辛 3g，苏叶 20g，吴茱萸 3g，桔梗 10g，木瓜 10g，槟榔 5g，陈皮 10g，白茅根 50g，崩大碗 30g，半枝莲 15g，半边莲 15g，当归 10g，黄芪 24g，防己 7g，酸枣仁 10g，山茱萸 15g。15 剂。

二诊：药后双下肢水肿消失，胸闷、腰酸、怕冷皆明显好转。以麻黄附子细辛汤合干姜茯苓白术汤合肾四味继续巩固治疗。

第三十八节 加味噎膈散：

噎膈阳结仔细辨，热盛津枯与血瘀

> 噎膈早期表现梗阻不顺，历代医家皆认为是气结。余从肾虚论治，中后期梗阻加重，可表现瘀血阻滞；当噎膈晚期常常表现大量痰涎涌出，余总结乃肾阳虚衰，不能气化，水泛上逆所致。

【组成】

代赭石 90g，穿山甲 45g，蜂房 18g，狼粪骨 60g，鸡内金 45g，全瓜蒌 90g，硇砂 4.5g（不入汤剂，最大 0.9g）。研细末，每次 2g，一天 2 次。

【方解】

食道癌主要表现吞咽困难，吞咽时胸骨疼痛，伴有黏痰为主要表现，这些症状与古代文献记载的噎膈病颇为相似。

《内经》曰："三阳结谓之膈。"三阳证候以热证、实证为多见，故食道肿瘤证候主要表现三种情况：一种是热盛，一种是津枯，一种血瘀。其病机为三阳热结，则前后秘，秘结不通，津液气血皆上逆与瘀血互结而成噎膈之证。余收集整理古方验方，从诸多验方中总结出噎膈散治疗此病颇为应手。

此方来至于民间验方，除狼粪骨外，其他均为平常之药。查古籍载狼粪骨乃狼的粪便，含有不消化动物骨头残渣，功效有利膈消痞、软坚散结。20 世纪 80 年代前可以在四川、青海寻得此药，今日已无从买到，心里非常惋惜。余思索能否用他药代之？通过查考发现：水蛭破血逐瘀，通经消癥，主血瘀经闭，癥瘕痞块，跌打损伤；血竭散瘀定痛，止血，生肌敛疮；桃仁活血祛瘀，润肠通便，止咳平喘；急性子治产难，积块，噎膈，下骨鲠，透骨通窍。故加用四味组成加味噎膈散。

【临证心悟】

噎膈一证，在《素问·至真要大论》中描述为"饮食不下，膈咽不通，食则呕"。现代人由于饮食习惯的改变，故患噎膈病者甚多。噎膈早期表现梗阻不顺，历代医家皆认为是气结。余从肾虚论治，中后期梗阻加重，可表现瘀血阻滞；当噎膈晚期常常表现大量痰涎涌出，余总结乃肾阳虚衰，不能气化，水泛上逆所致。

噎膈相当于食道肿瘤，在治疗中要破三关，一梗阻关，二疼痛关，三转移关。梗阻关是重中之重。食道癌之梗阻关，余常用方：全虫一两，麝香二分，乌梅一两，蜈蚣一两，冰片一钱。研细末，每次一钱含化。疼痛关常选膈下逐瘀汤：五灵脂 10g(炒)，当归 10g，川芎 6g，桃仁 9g，丹皮 10g，赤芍 6g，乌药 6g，玄胡索 10g，甘草 9g，香附 10g，红花 9g，枳壳 10g。

【验案集粹】

吕某，男，62岁。2016年10月30日初诊。

现病史：食道恶性肿瘤术后，口干，早醒，大便干结，舌暗红苔少，脉沉细数，尺弱。

辨证：肾精亏虚，气机闭阻。

治法：补肾填精，理气开闭。

方药：引火汤加减。

熟地黄60g，天门冬10g，麦门冬10g，五味子10g，茯苓10g，菟丝子10g，枸杞子10g，巴戟天10g，仙灵脾10g，附子7g，炮姜10g，甘草10g，砂仁10g，龟甲10g，黄柏10g，酸枣仁10g。7剂。同时口服加味噎膈散，每次2g，1天2次。

以此方加味间断加用山慈菇、急性子、白花蛇、全蝎、蜈蚣。至2017年9月，复查食道光滑，未见复发。继续以噎膈散巩固治疗。

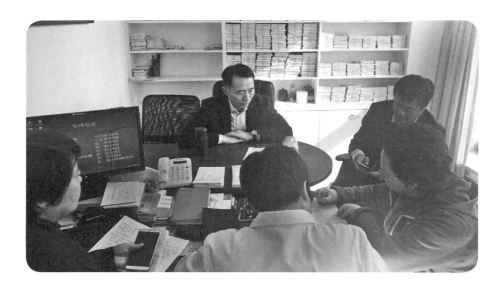

第三十九节　滋肾通关丸加味

滋肾通关合真武，寒热错杂癃闭痊

余在临床中体会癃闭之因，不外乎虚寒、虚热、瘀血三种类型。虚寒之体，易与重浊滞腻的湿邪相合，形成局部的热、全身的寒之候，表现寒热错杂之症。直接导致膀胱气化功能失职，而引起小便不通。故总结出滋肾通关丸合真武汤治疗寒热错杂型癃闭。

【组成】

知母 10g，黄柏 12g，肉桂 3g，制附片 10g，白芍 10g，茯苓 30g，白术 20g，两头尖 10g，王不留行 30g。

【方解】

滋肾通关丸见于《兰室秘藏》，其中黄柏苦寒，清肾中伏热，补水润燥为君。附子温补肾阳，蒸腾气化，与黄柏配伍，既能清其相火，又能温阳补肾。知母之苦寒，既滋肺经之阴，又能泻肾火，与肉桂配伍，寒热并用，增强膀胱的气化作用。茯苓、白术宣散水湿。白芍其义有四：一者利小便以行水气，《神农本草经》言其能"利小便"，《名医别录》亦谓之"去水气，利膀胱"；二者柔肝缓急以止腹痛；三者敛阴舒筋以解筋肉瞤动；四者可防止附子燥热伤阴，以利于久服缓治。两头尖善治瘀结肿块，王不留行主淋证涩痛，管道瘀阻，此二味药乃前列腺之专药。诸药相配可达到温化寒湿、散结消肿之功。若属湿热瘀结，可选当归贝母苦参散合滋肾通关丸。

【临证心悟】

癃闭的病位在膀胱。《素问·灵兰秘典论》云："膀胱者，州都之官，津液藏也，气化则能出矣。"《素问·宣明五气》载："膀胱不利为癃，不约为遗尿。"从经典可以悟出，膀胱气化不利皆可导致本病的发生。余认为，癃闭之通与不通全在于气之化与不化。有的因上窍闭而下窍不通，有的因湿热郁闭而下焦气化不通，有的因有阴而无阳或有阳而无阴皆可导致气化不利，有的中气下陷气虚不化，有的冷结关元而气凝不化，有的脾虚而九窍不和，这些原因皆可导致气化不利而形成癃闭。

癃闭是以小便量少，排尿困难为主要症状，病位主要在肾与膀胱。余在临床中体会癃闭之因，不外乎虚寒、虚热、瘀血三种类型。虚寒之体，易与重浊滞腻的湿邪相合，形成局部的热、全身的寒之候，表现寒热错杂之症。直接导致膀胱气化功能失职，而引起小便不通。故总结出滋肾通关丸合真武汤治疗寒热错杂型癃闭。

【验案集粹】

严某，男，57岁。2016年2月27日初诊。

滋肾通关合真武，寒热错杂癃闭痊

现病史：排尿困难1年，小便点滴而下或小便不通，胀痛难忍，在多家医院诊断"前列腺增生"，予以中西药治疗效果差，故求助于中医。2月25日在医院检查前列腺大小5.7cm×3.5cm，残余尿343mL。刻下小腹胀痛，腰酸，口干，舌前部偏红苔腻，脉弦细紧沉取无力。

辨证：寒热错杂。

治法：开闭理气。

方药：滋肾通关丸加减。

知母10g，黄柏12g，肉桂3g，制附片10g，白芍10g，茯苓30g，白术20g，两头尖10g，王不留行30g。20剂。

以此方加减治疗2个月。于2016年4月25日复查B超显示：前列腺大小4.4cm×3.1cm，残余尿78mL。患者自诉小便通畅，偶有不适感，继以原方巩固治疗。

此患者由前列腺增生而导致小便不利。其病机由于肾虚，水不能制火，而导致膀胱湿热壅结。患者初期表现为阴虚夹杂湿热，失治误治，从而肾阳虚夹杂湿热，故选用滋肾通关丸合用真武汤来治疗寒热错杂型癃闭，有良效。

第四十节 加味三物黄芩汤
加味三黄利湿热，前后阴证可安全

前阴诸证包括肾盂肾炎、膀胱炎、尿道炎、前列腺炎、膀胱癌等诸证，表现的症状：尿急、尿频、尿痛、尿血，舌苔黄腻，脉滑数。其病机主要表现为：阴虚为本，湿热为表，初病在气，久病在血，湿热壅滞下极易伤及下焦血分，故选用三物黄芩汤加味治疗前阴诸证可取得良好疗效。

【组成】

黄芩 30g，苦参 30g，生地黄 30g，马鞭草 30g。

【方解】

三物黄芩汤见于《金匮要略·妇人产后病脉证治第二十一》：治妇人在草蓐，自发露得风，四肢苦烦热，头痛者与小柴胡汤；头不痛但烦者，此汤主之。从条文来看，妇人产后阴血亏虚，极易受风，当出现少阳证候时予以小柴胡汤治疗；当湿热结于下焦当予以三物黄芩汤。

加味三黄利湿热，前后阴证可安全

　　方中黄芩苦寒，可清热泻火除湿，善治淋浊痢疾，尿血便血；苦参苦寒，可清热燥湿利水，治血痢便血；生地黄可清热凉血养阴；马鞭草可清热解毒，活血通经，利水消肿，专治小便诸淋疼痛，故与三物黄芩汤合用疗效极佳。

【临证心悟】

　　前阴诸证包括肾盂肾炎、膀胱炎、尿道炎、前列腺炎、膀胱癌等诸证，表现的症状：尿急、尿频、尿痛、尿血，舌苔黄腻，脉滑数。其病机主要表现为：阴虚为本，湿热为表，初病在气，久病在血，湿热壅滞下极易伤及下焦血分，故选用三物黄芩汤加味治疗前阴诸证可取得良好疗效。我们学习经典主要是学习病机，掌握了病机就可以以

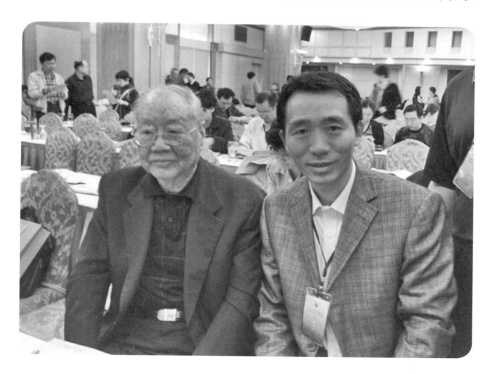

一变应万变。从本方来看，阴血亏虚夹杂湿热是其主要病机。故在临床中，凡是阴虚夹杂湿热证候的，皆可广而用之。

【验案集粹】

华某，女，28岁。2017年4月3日初诊。

现病史：尿急、尿痛10天，加重2天。在无锡某医院检查，示：尿蛋白+，白细胞+++，脓细胞+++，诊断为"急性肾盂肾炎"，予以输液治疗1周后病情好转。出院后突然尿痛尿频加剧，求治于中医。刻下尿急，尿频，尿痛，口干，大便干结，舌质红苔黄，脉弦细数。

辨证：湿热壅结，热伤经络。

治法：清热利湿，疏通经络。

方药：加味三物黄芩汤。

生地黄100g，黄芩30g，苦参30g，知母30g，大黄10g，马鞭草30g，车前草30g，白茅根100g。7剂。

药进3剂，患者自诉诸症消失。嘱尽剂，以巩固疗效。

第四十一节 银花忍冬汤：
湿热内蕴诸病症，银花忍冬可涤荡

皮肤软组织感染主要表现为局部红肿热痛，余总结当以花类透邪发汗，则热毒一汗而解，宜银花忍冬藤汤。

【组成】

金银花 60 ~ 100g，忍冬藤 60 ~ 100g，生甘草 30g。轻者 1 天 1 剂，重者 1 天 2 剂，服后大小便通利者效佳。

【方解】

银花忍冬藤汤由《医学心悟》银花甘草汤加忍冬藤组成，书中载："治肿毒初起时，皆可立消，内服此药，外敷远志膏，一切恶毒，无不消散。仍宜早服为妙，倘疮已成脓，无从消散也，必须外溃。"

《本草正》载金银花："善于化毒，故治痈疽、肿毒、疮癣、杨梅、风湿诸毒，诚为要药。"《神农本草经》云甘草："主五脏六腑寒热邪气，……金疮肿，解毒。"余从四妙勇安汤实践中发现，金银花用 60g 以上时，患者常常出现全身微汗，随之肿痛全消。故余治疗热毒喜

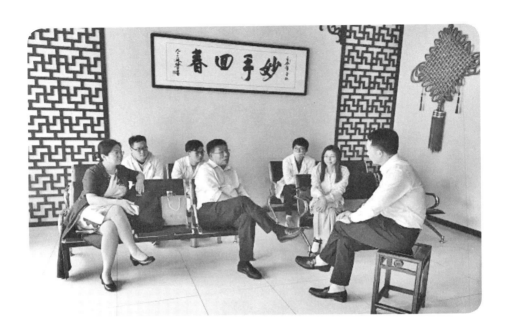

用之。

忍冬藤为金银花的藤茎，名忍冬者，以其凌冬不凋也。《本草纲目》云："忍冬茎叶及花功用皆同。"《医学真传》曰："夫银花之藤，乃宣通经脉之药也。通经脉而调气血，何病不宜，岂必痈毒而后用之哉。"可见该药清中有通，为消痈佳品，故余合之以增消散之力。

【临证心悟】

皮肤软组织感染主要表现为局部红肿热痛，余总结当以花类透邪发汗，则热毒一汗而解，宜银花忍冬藤汤。

皮肤及软组织感染是临床十分常见的疾病，包括毛囊炎、疖、痈、脓疱病、蜂窝组织炎、丹毒等。此类疾病以局部弥漫性红肿疼痛为主要表现，伴见发热、口渴、脉浮等热实证，为热盛化火化毒，腐肉成脓所致，故当以银花忍冬汤清解之。

应用本方时应格外注意方药剂量。因本方适应证为邪热炽盛证，非邪去正无以安，故应重剂猛攻，缩短病程。且本方三味药均为无毒之品，余临床辨证应用多年，未见不良反应者。唯一需要注意的是中病即止，勿过服。

若复发性麦粒肿，此起彼伏者，可在本方基础上加全蝎1g，效佳。

【验案集粹】

万某，女，30岁。2013年7月3日初诊。

现病史：右下腹疼痛1周。患者无明显诱因出现右下腹疼痛，急去医院就诊，考虑右下腹疼痛待查。予以输液治疗，效果不显，遂求治中医。刻下右下腹胀痛，压痛明显，不发热，口不干，大便正常，舌苔白，脉细弦。

辨证：湿热内蕴。

治法：清利湿热。

方药：四逆散合银花忍冬汤加味。

柴胡15g，枳壳30g，白芍30g，甘草15g，忍冬藤100g，金银花60g。3剂。

患者电话告知1剂后疼痛消失。

第四十二节 加味升麻葛根汤：
风热犯表宜清透，升麻葛根显神功

> 升麻葛根汤主治麻疹初起，疹发不出，身热头痛，口渴，舌红，苔薄而干，脉浮数。余将此方移治于急性荨麻疹，因其病机相同，此谓异病同治。

【组成】

升麻 12g，葛根 12g，白芍 12g，甘草 6g，油菜籽 12g，茺蔚子 10g。

【方解】

升麻葛根汤原载于《太平惠民和剂局方》，功效辛凉疏表，解肌透疹。该方由升麻、葛根、白芍、甘草各等分组成。方中升麻味辛，轻可祛实，辛可透表，能升阳而散三阳经脉稽留之邪，又有周行上下之功，使经脉流畅，还可解血中之毒。葛根善于升阳解肌，升发清阳之功，善达三阳经脉，透邪外出。升麻、葛根同用，可升阳达邪，透邪外出。此方之妙在于佐芍药以和营舒筋，使甘草以缓急，升而不亢，上下得平，外邪得出。

【临证心悟】

急性荨麻疹属过敏性疾病，在临床非常常见，男女老幼皆可发生。其主要表现为皮肤出现不同程度的风团，此起彼伏，伴有瘙痒，严重的伴腹痛。疹块的特点为可在数小时内消失，常反复发作，亦可持续数日不愈。

升麻葛根汤主治麻疹初起，疹发不出，身热头痛，口渴，舌红，苔薄而干，脉浮数。余将此方移治于急性荨麻疹，因其病机相同，此谓异病同治。油菜籽，亦名芸薹子，《本草纲目》云其可"行滞血，破冷气，消肿散结"，茺蔚子可"治风解热，顺气活血"（《本草纲目》），二者皆能消肿散结，能祛肌肤之油风、丹毒，为余治荨麻疹之

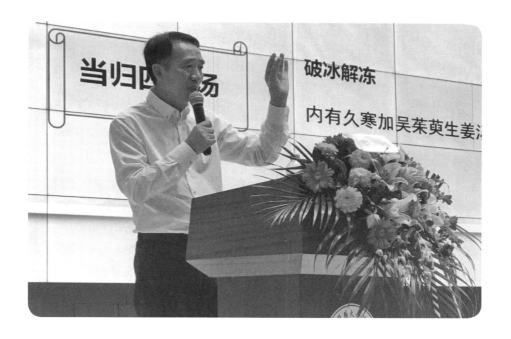

效药。

【验案集粹】

唐某，女，21岁。2016年3月10号初诊。

现病史：皮肤风团伴瘙痒1周。患者1周前因花粉过敏，自服阿司咪唑治疗，症状略有缓解，近3天来皮肤瘙痒加重并出现风团。风团大小不等，瘙痒明显，伴口干，舌苔薄腻，脉浮数。

辨证：风热郁于肌表。

治法：辛凉解表，解肌透疹。

方药：加味升麻葛根汤。

升麻12g，葛根12g，白芍12g，甘草6g，油菜籽12g，茺蔚子10g。7剂。

二诊：患者自诉3剂后皮疹消失，继服原方治疗。

第四十三节 七味白术散：
小儿泄泻脾与湿，七味白术缓和用

余认为，脾虚与湿盛是引起儿童腹泻的主要病机，外感、内伤皆可导致脾虚失运，水湿与食物并走于肠道而发生泄泻。治疗要紧抓"健脾"二字，脾升则胃降，复其常态，泄泻自止，这是治疗儿童腹泻的一般规律。

【组成】

党参 6g，茯苓 15g，白术 10g，藿香 10g，木香 6g，葛根 15g，生甘草 6g。

【方解】

余 30 年前于南通市中医院侍诊蒋仰山老先生，亲验蒋老用七味白术散治疗小儿腹泻之效，故将其经验广泛应用于临床。本方出自《小儿药证直诀》一书，方中参、术、草，补脾运脾和中，木香、藿香辛温助阳，茯苓健脾利湿，葛根升阳止泻。原方中用人参，然余恐人参易诱发儿童性早熟，故多以党参或太子参易之。葛根这味药既能升脾阴，又能升脾气，是治疗脾虚泄泻之特效药。

加减法：

1. 初起合并发热者，合用黄芩汤。

2. 夏天暑湿泄泻者，加六一散、荷叶。

3. 舌苔白厚腻者，加厚朴，白术易苍术，即平胃散。

4. 小便短少者，加猪苓、泽泻。

5. 脾胃虚寒者者，葛根易为煨葛根，白术易为土炒白术。

6. 伴脓血便者，加白头翁。

7. 黏液性大便者，加薤白。

8. 泄泻下利无度或下利清谷者，加诃子、乌梅炭。

9. 腹胀者，加枳壳、陈皮。

10. 伴有食欲差者，加炒谷芽、炒麦芽。

【临证心悟】

儿童泄泻在临床当中较为常见，特别是秋季腹泻，发病率非常高。西医认为腹泻乃轮状病毒所致，故给予抗病毒治疗。余认为，脾虚与湿盛是引起儿童腹泻的主要病机，外感、内伤皆可导致脾虚失运，水湿与食物并走于肠道而发生泄泻。治疗要紧抓"健脾"二字，脾升则胃降，复其常态，泄泻自止，这是治疗儿童腹泻的一般规律。余从此法着手，以前人七味白术散加味，治疗婴幼儿腹泻疗效确切。

此方为太阴之方，意在健脾升清，脾升则浊降。治疗儿童疾病时余提出两个原则：一时时护阳，二时时扶阳。儿童为纯阳之体，易虚易实，故在临床中应根据病情，灵活加减，可取良效。

【验案集粹】

徐某，男，2岁。2016年5月28日初诊。

现病史：腹泻稀水样便伴发热2天。患者2天前无明显诱因出现腹泻，泻下稀水样便，发热，体温达38.9℃，自服蒙脱石散、小儿感冒冲剂无明显效果。刻下泻下稀水样便，发热，口干，小便少，舌苔白腻，脉细滑数。

辨证：太阳太阴合病。

治法：开太阳，阖太阴。

方药：七味白术散合黄芩汤合平胃散。

太子参6g，茯苓15g，苍术6g，藿香10g，木香6g，葛根15g，黄芩6g，白芍6g，滑石10g，生甘草6g。3剂。

二诊：药进2剂，发热即退，3剂后，诸症消失。

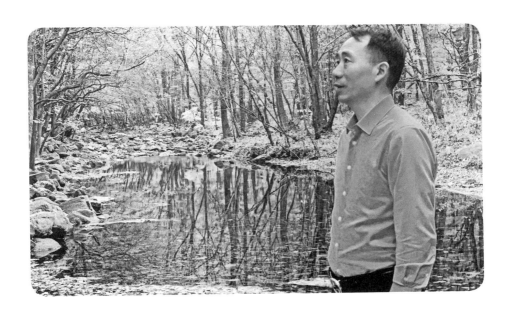

第四十四节 三子固脬汤：
遗尿多从肾虚辨，蒸腾气化膀胱约

> 小儿遗尿者，多因稚阳之体，肾阳虚不能气化蒸腾，膀胱失固，故余以三子固脬汤，温肾止遗。

【组成】

制附片10g，生龙骨30g，生牡蛎30g，龙齿30g，益智仁12g，菟丝子12g，桑螵蛸12g，酸枣仁15g，覆盆子12g，沙苑子12g，莲须9g（本剂量为成人用量，小儿应用当减量）。

【方解】

三子固脬汤是余以《全生指迷方》固脬丸、《本草衍义》桑螵蛸散二方，合祝味菊老先生的温潜法综合而成。其中附子配龙骨、牡蛎、酸枣仁乃祝味菊老先生温潜心法的体现。方中附子温补肾阳，与龙骨、牡蛎、酸枣仁同用，温药与潜阳配伍，一可潜藏浮游之火，可纳气归肾，二可监制附子辛燥升浮之弊。《景岳全书》谓沙苑子可"固精补肾，止遗沥尿血，缩小便，止烦渴"。覆盆子、莲须固涩止遗。

此经验方从温补肾阳入手，只适用肾阳亏虚患儿。

加减法：

1. 若伴有呼吸道症状者，可加麻黄附子细辛汤。

2. 若患儿舌苔黄腻，小便黄赤，属湿热型，可先以萆薢分清饮治之，后以本方加减。

3. 若尿黄有腥味者，加潜阳丹。

4. 若舌质红，脉细数者，加乌梅、花粉。

【临证心悟】

小儿遗尿者，多因稚阳之体，肾阳虚不能气化蒸腾，膀胱失固，故余以三子固脬汤，温肾止遗。

《素问·灵兰秘典论》云："膀胱者，州都之官，津液藏焉。"膀胱

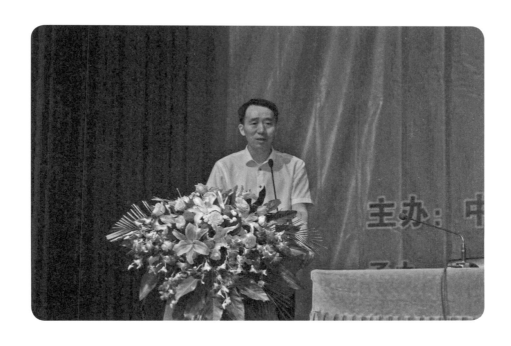

的功能来源于肾阳的蒸腾气化。从临床观察来看，很多遗尿患儿皆有畏寒肢冷，面色㿠白等肾阳虚表现。肾阳虚衰不能蒸腾气化水液，约束膀胱功能，制约水道。夜间属阴，虚者更虚，故遗尿多发生在夜晚。余从大量临床实践中总结出三子固脬汤，治疗几十例遗尿患者疗效皆佳。

【验案集粹】

陆某，男，6岁。2016年12月16日初诊。

现病史：夜里尿床1晚2～3次，面色㿠白，口不干，舌淡嫩，脉弱。

辨证：阳气虚衰，固涩失灵。

治法：补肾纳气。

方药：三子固脬汤加减。

附子6g，覆盆子6g，韭菜子5g，菟丝子5g，枸杞子6g，灵磁石10g，巴戟天6g，仙灵脾10g，肉桂2g，鸡内金6g，麻黄1g，细辛1g，甘草4g，生姜8g，大枣10g。7剂。

二诊：服药7剂后，患儿夜里小便次数减少，继续服用上方治疗1月后尿床消失。

第四十五节 鸡鸣散

鸡鸣散为脚气设，亦治水肿从气调

> 余临证以来，凡下肢水肿者，皆以调气为先。可根据患者的具体情况，分别予以小柴胡汤、真武汤、麻黄附子细辛汤三方合鸡鸣散，取效颇佳。

【组成】

苏叶 10g，槟榔 15g，桔梗 10g，陈皮 10g，吴茱萸 5g，木瓜 10g。

【方解】

鸡鸣散取自《朱氏集验方》，原方主治湿脚气，足胫肿重无力，麻木冷痛，恶寒发热，也治风湿流注，足痛不可忍。方中选苏叶、桔梗、陈皮、生姜宣通肺气，宣上；槟榔，辛苦而温，下气行水而消结，畅中；吴茱萸配木瓜，善治"脚气入腹疼痛"，温下。上中下同步，气水同调，水气自消。

余临证以来，凡下肢水肿者，皆以调气为先。可根据患者的具体情况，分别予以小柴胡汤、真武汤、麻黄附子细辛汤三方合鸡鸣散，取效颇佳。本方可灵活加减用于心、肝、肾三脏引起的下肢水肿，也可用于下肢局部的病变，如脚气感染、膝关节积液、下肢静脉炎等。

【临证心悟】

凡治肿者，必先治水，治水者必先理气，气化则水化。余临证之初对于心、肝、肾三脏引起的水肿，以开鬼门、洁净府、去宛陈莝来治疗，疗效参半。后研读经典，从鸡鸣散治水中体悟到理气消肿法。鸡鸣散善消水，为气水同调，开上畅中导下，斡旋气机，以复升降之枢。

【验案集粹】

王某，女，39岁。2017年5月26日初诊。

现病史：双下肢不明原因水肿3年，时轻时重，平素腰酸，口干，眠差，怕冷，舌淡胖，苔薄腻，脉沉弦，沉取无力。

辨证：肾阳虚衰，水气不化。

治法：温补肾阳，化气行水。

方药：真武汤合鸡鸣散。

附子10g，茯苓30g，白术20g，白芍10g，吴茱萸3g，苏叶20g，槟榔10g，木瓜10g，陈皮10g，桔梗10g，半枝莲15g，半边莲30g，肉桂5g。7剂。

二诊：药后水肿消失大半，继用上方7剂后，诸症消失，以济生肾气丸善后。

第四十六节 柴芩五炭汤:
乙字汤中寻止血，治从少阳和气机

本方脱胎于乙字汤。余临证应用发现，乙字汤对痔疮出血轻症有效，对重症出血以及肠癌的出血者效乏，故余制柴芩五炭汤。

【组成】

柴胡 12g，黄芩 12g，地榆炭 10g，槐花炭 10g，侧柏叶炭 10g，棕榈炭 12g，血余炭 10g，升麻 5g。

【方解】

本方脱胎于乙字汤。余临证应用发现，乙字汤对痔疮出血轻症有效，对重症出血以及肠癌的出血者效乏，故余制柴芩五炭汤。

柴芩五炭汤中柴胡味辛、苦，性微寒，和解表里，疏肝解郁，升阳举陷；黄芩味苦、性寒，有泻火解毒、止血之效；地榆炭微寒，味苦酸涩，有收敛止血之效；槐花炭清热，凉血，止血，主肠风便血，入肝经散风而止血；血余炭味苦，药力温和，发为血之余，又为肾之荣，肾主藏精，邓铁涛老先生认为此药有固阴之效，敛血而不留瘀；

侧柏叶炭入心、肝、大肠经，其药味苦性寒，可凉血止血，祛风湿，散肿毒；棕榈，入肺、肝、大肠经，味苦涩，炒炭后其性尤涩，固脱止血作用强。五炭合用，止血之效力大增，各从湿、热、风、瘀止血，柴胡、黄芩入少阳，转枢肝经，合用升麻以取乙字汤之意，升提大气以止血，气为血帅，帅意已定，兵必所从。临床灵活运用此方，可得佳效。

加减法：

1. 大便干者，加生地黄 30g，当归 20g，坚硬如球者，加大黄 10g，芒硝 10g。

2. 里急后重，下利脓血者，加白头翁 20g，薤白 10g；伴脱肛胀痛者，加刺猬皮 10g，穿山甲 5g。

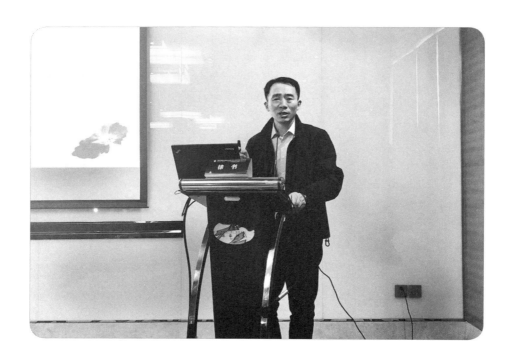

3. 灼热疼痛者，加乳香 10g，没药 5g。

4. 肠癌包块引起的便血者，加槐角 10g，蛞蝓 10g，半枝莲 50g，重楼 10g。

【临证心悟】

便血一症，临床中极为常见，多见于痔疮以及直肠肿瘤等疾病。余从少阳入手，以柴胡剂合用五种炭药治疗各种便血疗效卓著，故名其为柴芩五炭汤。

余认为，便血来势急迫，颜色鲜红，患者常伴口干、舌红、脉数，故从火来治。肝为风火之脏，治火者必治肝也。少阳者，秉春升之机，主疏泄，主疏布，主水道、谷道、气道者也，此即治病必求于本。

【验案集粹】

郭某，女，59岁。2017 年 12 月 10 日初诊。

现病史：便血 1 周，颜色鲜红，量大，伴腹痛，大便干，口干，舌淡苔白，脉弦滑。

辨证：中气不升，热迫血行。

治法：和解少阳，调理气机。

方药：柴芩五炭汤加味。

柴胡 10g，黄芩 9g，当归 10g，大黄 5g，升麻 5g，枳壳 15g，生地黄 15g，槐花炭 15g，血余炭 10g，侧柏炭 10g，棕榈炭 10g，小蓟 20g。7 剂。

药进 3 剂，便血止。

第四十七节 消覃丸：
神功消覃肠息肉，湿热瘀滞一并推

> 肠息肉病机并不单纯，多寒凝化热，瘀阻气机，进而产生一系列的病理产物，余以消覃丸消清并施。

【组成】

乌梅 500g，僵蚕 500g，槐角 250g，皂角 10g。乌梅、僵蚕用陈醋炒，与槐角，皂角共研末，炼蜜为丸，每丸 6g。1 日 3 次，1 次 1 丸。

【方解】

直肠息肉在临床非常多见，西医一般采用手术切除治疗，但复发率高。余在多年临床中总结出，寒热错杂是生成直肠息肉的主要病机。近代名家龚志贤龚老总结出息肉专方：乌梅 500g，僵蚕 500g，象牙屑 30g，人指甲 15g（可用炮山甲 30g 代之），酒醋适量。余用之治疗几例胆囊息肉疗效平平，究其原因可能是制作方法有误。本方选取龚老专方前两味，乌梅配僵蚕，且制作方法尤为重要，乌梅一定

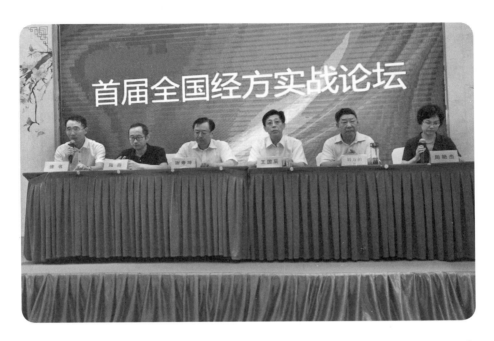

要肉核同用，因肉能溶蚀，核能散结。另外，乌梅、僵蚕与等量的陈米醋先浸后炒，用陈米醋之意是取其溶蚀而通透之性。槐角为肠道之专药，能清肝胆，凉大肠，疏风热，肠风痔血尤宜用之。皂角为使，辛咸寒，有毒，能通窍搜风，除湿去垢，宣壅导滞，消痰破坚。

【临证心悟】

肠息肉病机并不单纯，多寒凝化热，瘀阻气机，进而产生一系列的病理产物，余以消罩丸消清并施。

《灵枢·水胀》云："肠罩如何？岐伯曰：寒气客于肠外，与卫气相搏，气不得荣，因有所系，癖而内著，恶气乃起，息肉乃生。"古人认为寒邪是息肉产生的主要原因，余反复研读《伤寒论》"厥阴篇"悟出，肠息肉的产生是在寒凝环境下，郁而化热，进而寒热错杂，造成气机紊乱，血液循环不畅，瘀血与痰热胶结而成，因而在龚志贤老先生息肉方基础上，化裁制为消罩丸。

【验案集粹】

严某，女，59岁。2012年11月23日初诊。

现病史：胆囊内有息肉，肠息肉，面色黄，晨起口有清水，腿脚酸，舌苔白腻，脉左寸弱关弦尺弱，右寸关沉弱尺弦。

辨证：厥阴寒热错杂。

治法：升阳散火，治从厥阴。

方药：柴胡3g，防风3g，独活3g，羌活2g，陈皮5g，人参6g，白术10g，黄芪20g，白芍10g，半夏12g，甘草3g，茯苓10g，泽泻9g，黄连1g，当归6g，吴茱萸3g，乌梅10g。7剂。同服消罩丸。

二诊：患者较前有气力，面色转润，舌苔渐退，脉象较前有力。以本方加减，配合丸药，治疗3个月，复查肠息肉消失，胆囊息肉未变。

第四十八节 四逆散合大黄附子细辛汤：
肾绞痛要分步治，排石三法疗效佳

肾绞痛，常见于泌尿系统结石急性发作期，多由于输尿管痉挛所导致，属中医"石淋""砂淋""血淋""腰痛"等病范畴，为"有形"之邪留滞体内，其病机乃结石壅阻气机，不通则痛。若急性发作者，乃结石下移导致输尿管痉挛引起疼痛，治疗大法当以疏肝理气，解痉止痛，故余总结出肾绞痛效方——四逆散合大黄附子汤。

【组成】

柴胡10g，枳壳15～30g，白芍30～60g，甘草15g，大黄5g，炙附子10g，细辛3g。

【方解】

泌尿系结石在临床极为常见，传统中医不分寒、热，一见此证皆以金钱草、海金沙排石治疗，余在早年也曾走过很多弯路，后逐步总结出排石三法治疗泌尿系结石，取得佳效。

第一法：补肾法。此法应用于肾中结石未动之时，重在温阳治本。

第二法：疏肝理气，解痉止痛法。此法用于结石移动引起的疼痛，也就是四逆散合大黄附子细辛汤证。

第三法：经过前两法治疗，结石未能排出的，当以活血软坚法，解除结石坎顿，药用三棱、莪术、海藻、昆布等。

余根据泌尿系结石所在部位及临床表现症状，将其分成阴证和阳证。当结石在肾或输尿管上端，无疼痛表现，多伴有积水，此时按阴证治疗，治疗之大法为补肾壮阳。当结石移动时常常刺激输尿管而引发疼痛，此时一般按阳证来治。因为泌尿系结石疼痛常常放射到小腹部、会阴部，皆为肝经所主，且急性发作期时，因有形之结石郁遏气机，小便不利，痛甚者而厥，出现四逆之象，故首选四逆散疏利散结，解痉止痛。方中柴胡、枳壳一升一降，疏利气机，芍药、甘草酸甘化阴，缓急止痛。

阳化气，阴成形，结石多为阴寒所积。《成方便读》论大黄附子汤"阴寒成聚，偏着一处，虽有发热，亦是阳气被郁所致。是以非温不能散其寒，非下不能去积，故以附子、细辛之辛热善走者搜散之，而后用大黄得以行其积也"。根据六腑以通为用的原则，大黄附子汤可温阳解痉以除痛。

此外，还要加石韦、金钱草、海金沙、川牛膝、怀牛膝、苏木、萹蓄等药以助排石。需要注意的是，此时金钱草的剂量一定要大，需用 60 ～ 120g 方才可获效佳。如疼痛较重的，可以加阿胶以补血补任脉，缓急止痛。《本草经解》云："腰腹皆藏阴之处，阴虚则空痛，阿胶色黑益阴，所以止痛。"

一般此方服用 15 ～ 30 分钟即可止痛，可供同道一试。

【临证心悟】

肾绞痛，常见于泌尿系统结石急性发作期，多由于输尿管痉挛所导致，属中医"石淋""砂淋""血淋""腰痛"等病范畴，为"有形"之邪留滞体内，其病机乃结石壅阻气机，不通则痛。若急性发作者，乃结石下移导致输尿管痉挛引起疼痛，治疗大法当以疏肝理气，解痉止痛，故余总结出肾绞痛效方——四逆散合大黄附子汤。

【验案集粹】

王某，女，49岁。2016年4月10号初诊。

现病史：患者左腰部胀痛6个小时，既往肾结石病史，口干，小便不利，舌苔黄腻，脉细数。

辨证：湿热瘀阻。

治法：急者治其标，以四逆散合大黄附子细辛汤。

方药：柴胡10g，枳壳30g，白芍30g，甘草15g，大黄10g，炙附子10g，细辛5g，川楝子10g，延胡索10g。2剂。

药后电话告知，1剂中药后疼痛缓解，2剂后疼痛消失。继以补肾排石法善后。

第四十九节　加味牡蛎泽泻散：
卵巢癌腹水病机杂，软坚逐水是大法

　　大腹为三阴之地，肝、脾、肾俱虚，故见阳虚证；痰瘀互结，郁而化热，又见口干烦热诸症，且腹水多比较浑浊，故腹水属阳水或寒热错杂者居多。余治以加味牡蛎泽泻散。

【组成】

　　生牡蛎 30g，泽泻 18g，葶苈子 20g，制商陆 10g，海藻 30g，花粉 20g，冬葵子 10g，半枝莲 15g，半边莲 30g，大黄 10g，制甘遂 2g，阿胶 10g。

【方解】

　　本方由《伤寒》牡蛎泽泻散与《金匮》大黄甘遂汤合方组成。牡蛎泽泻散可治"大病瘥后，从腰以下有水气者"。"大病瘥后"皆真元亏虚，气血衰弱，余热未清，这个时候腰以下出现水肿，既可以表现为腹水，又可以表现为下肢水肿。大黄甘遂汤可治妇人产后，水与血结于血室，少腹满如敦状者。二者病机与表现与卵巢癌腹水非常相似，故余合方治之。

加味牡蛎泽泻散选牡蛎、海藻软坚散结行水，泽泻渗湿利水，甘遂、商陆祛痰逐水，葶苈子宣肺泻水，共使水邪从小便排出；天花粉生津止渴，为本方之反佐，制约商陆根、葶苈子等利水太过而损伤阴液。西医学研究证实，牡蛎、海藻、天花粉、甘遂等均有抗癌作用。冬葵子取意《金匮》葵子茯苓散。半枝莲、半边莲有清热解毒、化瘀利尿之效，对肿瘤及肝硬化腹水具有很好的疗效。大黄推陈出新，活血化瘀，与甘遂相伍，前后分消，通利二便。阿胶填补冲任。诸药相伍，共奏逐水消肿之效。

本方为治标之法，在临床中是需要单纯治水，还是要攻补兼施，要根据患者的具体情况而定。

加减法：

1. 若出现口干口苦者，合用小柴胡汤。

2. 若出现恶寒，肢冷者，合用当归四逆汤。

3. 若出现太少两感证者，合用麻黄附子细辛汤。

【临证心悟】

卵巢癌乃正气亏虚、冲任失调，肝、脾、肾三脏俱病，同时合并寒凝、热毒、湿浊、痰瘀、气滞等病理因素相互搏结而致肿块形成。肝病则疏泄失职，脾病则运化失调，肾病则气化失用，清浊相干，水液与癌毒相缠，引起腹水，治疗起来比较棘手。余反复研读经典，从《内经》《伤寒论》中悟出卵巢癌治疗大法。

《内经》有云："诸腹胀大，皆属于热……诸病有声，鼓之如鼓，皆属于热……诸转反戾，水液浑浊，皆属于热……诸病水液，澄彻清

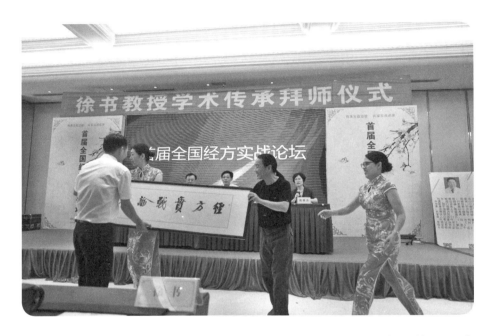

冷，皆属于寒……"大腹为三阴之地，肝、脾、肾俱虚，故见阳虚证；痰瘀互结，郁而化热，又见口干烦热诸症，且腹水多比较浑浊，故腹水属阳水或寒热错杂者居多。余治以加味牡蛎泽泻散。

余总结卵巢癌腹水早期以少阳夹饮证为主，方用小柴胡汤合加味牡蛎泽泻散；中期以胆热脾寒夹饮证为主，方用柴胡桂枝干姜汤合加味牡蛎泽泻散；晚期以阳虚夹饮证，方用麻黄附子细辛汤合加味牡蛎泽泻散。当卵巢癌出现腹水时候，往往是瘀血与水互结，故治水当先活血。常选药物为水蛭、泽兰、益母草、马鞭草等。此外，可在宣肺、运脾、攻逐水饮药物的基础上，结合填补冲任之法，可取得良好疗效。

【验案集粹】

耿某，女，65岁。2014年12月27日初诊。

现病史：腹胀伴腹痛1月余。患者1月前出现腹胀伴腹痛，在江阴人民医院CT诊断：卵巢肿瘤伴腹腔积液。经住院抽液治疗，腹水好转，自动出院。近1周来，再次出现腹胀伴腹痛，小便量少，遂求治于中医。刻下腹胀，夜里腹痛，口干口苦，腰酸，大便偏干，下肢明显浮肿，舌淡苔白腻，脉浮弦沉取无力。

辨证：少阳少阴合病。

方药：小柴胡汤合麻黄附子细辛汤合加味牡蛎泽泻散。

柴胡10g，黄芩9g，龙胆草10g，麻黄5g，附子10g，细辛5g，生牡蛎30g，泽泻18g，葶苈子20g，海藻30g，花粉20g，冬葵子10g，半枝莲15g，半边莲30g，槟榔10g，大腹皮10g，大黄10g，制甘遂2g，阿胶10g。10剂。

后继以此方治疗，2015年2月1日复查腹水完全消失，后改方以小柴胡汤合抵当汤加减治疗，至2015年6月4日复诊病情平稳，腹水未再发作。

第五十节 沉香止痛丸：
行气化瘀镇静法，顽疾癌痛亦能平

本方系20世纪50年代甘肃省张忠选老中医家传方，余在临床中灵活运用取得很好疗效。余惊叹于此方止痛之效佳，不敢私藏，备述于此。

【组成】

麝香1.5g，沉香3g，檀香3g，乳香3g，没药3g，血竭5g，木香3g，三七6g，朱砂3g。共碾成细末，以生甘草50g煎水调成丸，如黄豆大，每服5粒，1日2～3次。

【方解】

癌症疼痛一般见于肿瘤晚期，代表病情正在进展，从中医病因来看大多与寒有关，因寒主收引凝滞，故疼痛比较剧烈。肿瘤的疼痛，既有虚的一面，又有瘀的一面，还有寒的一面，故一般药物止痛难以取效。此方中沉香、檀香、木香，三香辛香发散，从上、中、下三焦理气，能迅速缓解平滑肌痉挛，达到止痛效果。麝香味辛、气温、无毒，能通行十二经，引诸药入里，直达病灶，通诸窍，开经络，透肌骨，破积聚癥瘕。正如《名医别录》所言："疗中恶，心腹暴痛。"血竭味辛、咸，气平，有小毒，入肾经，能消恶毒痛疽。乳香、没药能疗恶疮及风毒肿痛，能定诸经卒痛并心腹急痛，破血止痛如神。三七，甘、微苦，温，归肝、胃经，具有散瘀止血、消肿定痛之功。朱砂，甘，微寒，归心经，有清心镇惊、安神、明目、解毒之神效。诸药相配，能迅速止痛且能化瘀消癥，是治疗肿瘤疼痛的特效方药。

【临证心悟】

千方易得，一效难求。很多民间的经验方具有高效，流传数百年而不衰。朱良春老在多个场合强调："经验不保守，知识不带走。"我们作为新一代中医，以朱老等老一辈中医为榜样，以开放的姿态交流，以期达到中医的繁荣与发展。本方系 20 世纪 50 年代甘肃省张忠选老中医家传方，余在临床中灵活运用取得很好疗效。余惊叹于此方止痛之效佳，不敢私藏，备述于此。

若患者无法进食，疼痛明显的可用此药打粉，蜂蜜为基，放入脐中，用艾条在肚脐上灸之，止痛效果甚速，临床可取得良效。临床中不论寒热虚实，只要腹部剧痛皆可应用。

【验案集粹】

张某，女，55 岁。2015 年 1 月 20 日初诊。

现病史：因右上腹疼痛 1 个月，在无锡某医院诊断为"肝癌"，CT 显示病灶位于右叶近肝门部，约 9.5cm。介入治疗 1 次后，求治于中医。现右胁疼痛，面色晦滞，精神不振，消瘦，口干口苦，胃纳差，小便黄赤。舌暗红，边有痕斑，苔黄腻，脉弦滑。

辨证：少阳阳明合病夹瘀血。

治法：疏解少阳，泻火祛痰。

方药：小柴胡汤加减。

柴胡10g，黄芩9g，半夏12g，红参10g，五灵脂10g，芦根30g，薏苡仁30g，桃仁10g，冬瓜子30g，鸡屎藤30g，平地木15g，土鳖虫10g，鼠妇10g，甘草6g，生姜10g，大枣3个。7剂。同时加服沉香止痛丸。

二诊：药后胁痛消失，口干口苦好转。继续用上方巩固治疗，以后间断加入牡蛎、三棱、蓬莪术、白花蛇舌草、鳖甲、浙贝母、三七粉等药，同时结合肝癌醋制丸治疗。至2016年3月30日，复查CT示：肝部肿块缩小为6.4cm。目前情况良好。

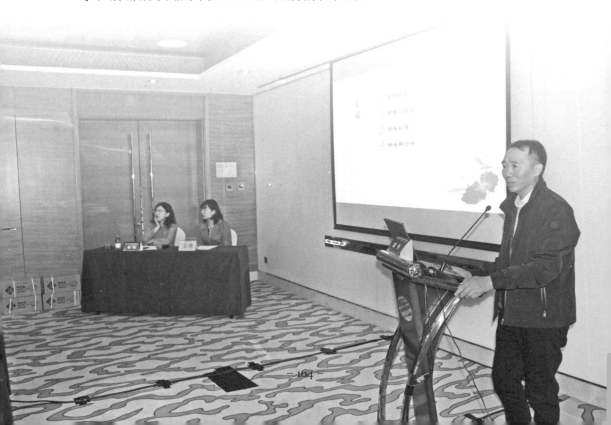